大麻では死なない、
大麻に身体依存はない、
でも……

# 大麻の新常識

松本俊彦【監修】
国立精神・神経医療研究センター 精神保健研究所 部長

新見正則【ファシリテーター】
オックスフォード大学 医学博士、新見正則医院 院長

医師✕元官僚✕科学者✕弁護士✕元麻取✕医療コンサル
渦巻く利権、あらゆる違和感、
都合のよい事実を、専門家が斬る!

株式会社 新興医学出版社

# The Common Sense Concerning Cannabis in Japan Is Not The Common Sense Around The World

Editorial Superviser
Toshihiko Matsumoto, MD, PhD

Facilitator
Masanori Niimi, MD, DPhil, FASC

© First edition, 2024 published by
SHINKOH IGAKU SHUPPAN CO. LTD., TOKYO.
Printed & bound in Japan

# 監修者・ファシリテーター・対談者一覧
## （50音順）

### 監 修

**松本　俊彦**　国立精神・神経医療研究センター精神保健研究所薬物依存研究部
部長

### ファシリテーター

**新見　正則**　オックスフォード大学 医学博士、新見正則医院 院長

### 対 談

**木下翔太郎**　慶應義塾大学医学部ヒルズ未来予防医療・ウェルネス共同研究
講座 特任助教、元内閣府官僚

**菅原　直美**　弁護士

**高安　淳一**　（一社）大麻博物館 代表理事・館長

**太組　一朗**　聖マリアンナ医科大学脳神経外科 教授、
（一社）日本臨床カンナビノイド学会 理事長

**田中伸一郎**　東京藝術大学保健管理センター 准教授

**野崎　千尋**　早稲田大学理工学術院国際理工学センター 准教授

**廣畑　徹**　近畿大学医学部教育センター 非常勤講師、
元厚生労働省麻薬取締部 捜査第一課長、元麻薬取締官

**正高　佑志**　（一社）GREEN ZONE JAPAN 代表理事、
（一社）日本臨床カンナビノイド学会 副理事長、
くまもと成城病院脳神経内科

**持田騎一郎**　RCT ジャパン 代表取締役社長、（一社）機能性表示食品検定協会
会長、セノリティクス製薬 代表取締役 CEO、（一社）日本先進
医療臨床研究会 理事、（一社）日本ヘンプ協会 薬事顧問

# はじめに

　私は薬物依存症を専門とする精神科医です。精神科医 31 年目、薬物依存症臨床にかかわってから 27 年目になります。まちがいなく医者のなかでは、最も多くの大麻使用患者さんと会ってきた者の 1 人です。しかし、それにもかかわらず、大麻の有害性について、ずっとモヤモヤした気持ちを抱いてきました。安全か否かではなく、酒やたばこと比べてどうなのか、です。

　理由は簡単です。外来で出会う大麻患者さんたちが、他の薬物——覚せい剤はもちろん、処方薬や市販薬も——の患者さんとは異なり、普通の方ばかりだったからです。多くは 20 年以上、それこそたばこ感覚で毎日大麻を使用してきたにもかかわらず、少なくとも逮捕されるまでは仕事は順調、家庭も円満で、大麻使用に起因する弊害といえば、その薬理学的影響ではなく「逮捕」という社会的制度だったわけです。

　私は不満でした。知覚変容や幻覚・妄想、はたまた無動機症候群といった、教科書に記載されている症状が見当たらないのは変だ。たとえこうした症状が顕在化してなくとも、脳にはそれなりのダメージがあるはずだ……。諦めの悪い私は、何とか大麻使用による脳障害を炙り出そうと、頭磁気共鳴画像検査や脳波検査、各種心理検査と、あれこれ検査を試みましたが、結局、苦々しい敗北感に打ちひしがれたものでした。稀には、頑固な精神病症状を呈する大麻使用患者さんに遭遇することもありましたが、よくよく話を聞いてみると、大麻使用以前から精神障害に罹患している方ばかりでした。

　モヤモヤが最高潮に達したのは、2011 〜 2014 年に世間を席捲した、危険ドラッグ乱用禍のときでした。その契機はいまでもよく覚えています。2009 〜 2010 年頃、有名大学に在籍する大学生が大麻で逮捕される事件が相次ぎ、大麻に対する風当たりが強くなったのです。すると、海外留学経験のある若者を中心に、「逮捕されない大麻類似物質」を求める動きが出てきて、それがブームのきっかけとなりました。そして、皮肉にも大麻取締法違反による検挙者数は一時的に激減しました。

　いま思えば、当時の危険ドラッグ対策は、いわば一種の壮大なる社会実験でした。というのも、国が規制を強化すればするほど、新たな脱法的薬物は

必ず有害性・危険性を増していったからです。そして、2度の包括的な規制を行った後、各地で中毒死や交通事故が多発するようになりました。

いまでも私は、危険ドラッグ乱用禍の終焉は規制強化によるものではない、と考えています。診察室から見えた風景は、むしろ使用者側の方から、「こんなヤバい薬を使うくらいなら大麻の方がマシ」という事実に気がつき、危険ドラッグを捨てて大麻に戻っていった、というものです。彼らの見立てはまちがっていませんでした。実際、なかなか危険ドラッグがやめられず、始終騒ぎを起こしていた患者さんたちが、大麻再開後、生来の人柄を取り戻し、薬物に翻弄される生活を脱して、職場や家庭に復帰していったからです（ただし、2015年以降、大麻取締法検挙者数は増加に転じましたが……）。

衝撃的な体験でした。大麻に関して、医学部や卒後研修、精神医学の教科書から学んだことは、すべてまちがいかもしれない……。私は古い知識をいったんすべてリセットし、大麻という薬物と大麻政策について学び直しました。すると、患者さんの発言が理解できるようになったばかりか、大麻そのものよりも大麻政策の方が有害ではないか、と考えるようになったのです。

もちろん、こうした変化はあくまでも、私の主観的な体験にすぎません。というか、大麻に限らず、アルコールやたばこを含めたあらゆる嗜好品・薬物は、使用経験があるか否か、身近に感じているか否かによって、その人に見えてくる風景は大きく異なってきます。結局、いくら議論を尽くしても、最後はサイエンスではなく、ヒステリックに「好悪」を裁く感情論に堕してしまう、というのは、嗜好品規制論争のお約束といってよいでしょう。

それでも私としては、まずは関心を抱いてもらうことが大切だと考えています。本書の対談には、大麻推進派も慎重派も、ともに参戦してくださっています。まずは、多くの方に本書を読んでいただき、自分なりの「大麻政策のあり方」論を考える契機としていただければ、これに勝る喜びはありません。

末尾になりましたが、本書を企画し、対談のファシリテーターを担ってくださった新見正則先生、そして、企画を実現させてくださった新興医学出版社社長林峰子さん、編集部の田代幸子さんに心からの感謝を申し上げます。

2024年3月20日　春分の日に　　　　　　　　　　　　　　松本俊彦

# 目　次

JCOPY 88002-928

─── コ ラ ム ───

※対談者の、大麻の医療用・嗜好用・産業用に対する考えを対談の冒頭に示しています。

※〇は賛成、✕は反対、△は条件付き賛成、？は回答できない、を意味します。

# 1 大麻の基本知識

外科医・免疫学者・漢方医

## 新見正則

## かつては日本で重用されてきた大麻が、いまでは悪者に

大麻の「大」という字は、麻に敬意を払って冠されているものです。日本人の生活のなかで、麻は、布、魚網、釣り糸、畳表の経糸、蚊帳、下駄の芯縄などに使われてきました。現在でも神事には欠かせない存在として、重用されています。また神事から発生した相撲では、横綱の綱に大麻を使用しています。

しかし、**最近では大麻という言葉は、すっかり悪いイメージ**になっています。嗜好用大麻はマリファナとも呼ばれています。

## 薬物としての大麻の概略

さて、そもそも大麻はいつから存在し、そして「薬」として認識されてきたのでしょうか。中国最古の薬物書である『神農本草経』にすでに「大麻」との記載がみられ、この『神農本草経』が成立したのは西暦1～2世紀ごろ、後漢の時代です。ただし、日本では薬物として使用されることは、長い間ありませんでした。近代になって海外産の大麻が輸入されるようになったことで、1886年の『日本薬局方』初版に「印度大麻」として記載され、その後、1951年の第5改正まで収載されています。当時の「印度大麻」は、鎮痛・催眠薬として利用されていました。

## 布製品の繊維としての大麻はほぼ衰退

一方、日本古来の大麻は布製品にする繊維を採取するために、第二次世界大戦後まで約 40,000 軒の農家で広く栽培されていました。おもに麻の茎の繊維成分を利用していたのです。しかし、化学繊維の登場と台頭で需要が減ったことにより、大麻農家の数も激減し、現在では 30 軒以下になっています。

## 大麻取締法が定めた合法の部位と違法の部位

第二次世界大戦後、1948 年に GHQ の指導で大麻取締法が制定されました。大麻のうち、茎（樹脂を除く）と種のみ合法で、それ以外の部分を所持・譲受・譲渡することは違法となりました。つまり、大麻の花や葉などの所持が違法とされ、この大麻取締法の違反によって現在までに多くの人が検挙され、場合によっては実刑に処されています。著名人であれば大体的に報道され、さらには出演作品のお蔵入りなどといった社会的制裁も行われています。

一方で部位別規制において合法となっていた部位は、2023 年に大麻取締法が改正される前も問題なく用いられており、例えば漢方薬の生薬である麻子仁は、大麻の種部分です。

## 麻と大麻の違い

明治以前の日本では、麻イコール大麻でほぼ間違いありませんでした。ところが、諸外国からほかの麻類似製品が流入してきたことで、麻の定義が広がり、大麻は麻の一部になりました。そして第二次世界大戦後の 1948 年に大麻の生産と流通が大麻取締法で規制され、さらにその後 1962 年に施行された家庭用品品質表示法で、麻と表記できるのはリネンとラミーのみとなりました。

かつての日本では麻そのものであった大麻は、指定外繊維（ヘンプ）など

JCOPY 88002-928

として素材表示されるようになったのです。つまり現在においては、広義の麻のなかに狭義の麻（＝大麻）が含まれているのです。狭義の大麻の学名はCannabis sativa L. です。

## 大麻の成分 CBD と THC

　最近、大麻の成分の1つである CBD を含むさまざまな製品が出ています。日本国内でも、ネットで気軽に購入できるようになりました。2023 年に大麻取締法が改正させる以前は、日本で販売可能な CBD は「規制のない部位、つまり茎と種から採取したもの」という建前になっていました。

　生薬としての大麻には特有の成分が 100 種類以上あり、それをカンナビノイドと称します。そのカンナビノイドのなかの代表的な成分が **CBD**（カンナビジオール）と **THC**（テトラヒドロカンナビノール）です。

　THC は、多幸感などの向精神作用を有します。CBD はそうした向精神作用をもちませんが、分離の仕方などによって違いが出ます。ブロードスペクトラム CBD では、CBD 以外のカンナビノイドや、ミネラルやテルペンなどの成分も含んでおり、場合によっては THC を含むこともあります。アイソレート CBD とは、CBD しか含まないものです。

　CBD を有効成分とする医薬品のエピディオレックスは、難治性てんかんであるレノックス・ガストー症候群やドラベ症候群の医薬品として、欧米で承認されています。つまり CBD には医療的効果があると、たしかに認められているのです。2023 年の法改正で部位別規制から成分別規制になりましたが、THC 含有 CBD の医療への応用は今後の課題です。

## あえて赤ワインにたとえると

　大麻の 2 大成分である CBD と THC をあえてわかりやすくたとえると、赤ワインのポリフェノールが CBD、そしてアルコールが THC というイメージです。ポリフェノールだけを取り出したイメージがアイソレート CBD で、ノンアルコールワインが THC を含まないブロードスペクトラム CBD で、そして赤ワインが THC も含むブロードスペクトラム CBD に相当します。

## アルコールも大麻も国によって基準が異なる

アルコールが依存症を誘導し、身体にも害悪があることは常識ですが、アルコールを禁止しているイスラム系の国以外では、世界中で合法的に摂取可能です。そして飲酒運転で罰せられるアルコール濃度は国によって異なります。

**大麻も国や地域によって状況がまるで異なります**。現在、カナダでは THC 濃度とは無関係に大麻が全面解禁されています。また欧米の多くの国では THC 濃度が 0.3% 以下であれば合法となっています。2023 年の法改正では THC を含まなければ、部位とは無関係に合法となりました。しかし、THC の検出限界をどこに設定するかなど、運用の課題が今後も残っています。

また、大麻そのものにも品種ごとに差があり、部位における CBD や THC などのカンナビノイドの含有濃度も異なります。

## 医療用大麻の動き

大麻の用途には医療用、産業用、嗜好用があります。医療用としては、実は日本でもすでに使用されています。改正前の大麻取締法でも、茎と種は合法とされていたためで、漢方薬の麻子仁丸、潤腸湯、炙甘草湯などに含まれている麻子仁は、字のごとく麻の種子なのです。

そして 2020 年 12 月 2 日に国連麻薬委員会にて、大麻に関する WHO 勧告が可決されました。大麻は「最も危険で医療用途がない物質」の分類から「医学的な有用性は認められるが依存性が強く取り扱いに注意が必要な薬物」の分類に変更されたのです。

## 「骨太の方針」に入った大麻と、ともなう法改正

2022 年 6 月 7 日に、「経済財政運営と改革の基本方針」（いわゆる「骨太の方針」）にて「大麻に関する制度を見直し、大麻由来医薬品の利用等に向けた必要な環境整備を進める」との記載がなされました。これまで「ダメ。

JCOPY 88002-928

ゼッタイ。」な違法なものというイメージだけを固着されてきた大麻に対して、正しい認識を広め、国民の合意を得ることが必要となっているのです。

　そして、2023 年に法改正がなされました。大麻の茎（樹脂は除く）と種以外は違法という、従来の部位別規制から、THC を含むものが違法で THC を含まなければ合法という、成分別規制に変更されました。さらに大麻の使用罪も新設されました。

## 大麻を正しく理解し、判断するために

　大麻はこれまで「ダメ。ゼッタイ。」な違法薬物というイメージだけが、広く行き渡ってきました。しかし、世界の状況は変わり、日本も変わりつつあります。

　**大麻、CBD、THC、カンナビノイドなどの言葉とその意味を正しく理解**し、そして医療用、産業用、嗜好用の区別があることを知ったうえで、国民のためになる議論が盛り上がること。そして国民も**自分の知識と理解をもって、大麻について判断ができるようになる**ことを願っています。

# 2 大麻の歴史と文化概要

大麻博物館館長
## 高安淳一 ✕ 新見正則

私の考えは…

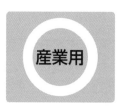

　大麻についての議論が活発になっていますが、ひと口に大麻といっても、医療、嗜好、産業、日本文化と大きく4つの分野に大別できます。

　私が運営しているのは、主に日本文化としての大麻に関する施設ですが、日本では大麻という「言葉」への忌避感が非常に強く、これまで開かれた議論を行う土台がありませんでした。

　しかし、ようやく議論できる環境ができつつあると感じています。その議論のベースとして、日本における大麻とは「日本人の営みを支えてきた農作物」だったという観点が必要不可欠です。

## 大麻はいつどのように登場したか

**新見**　本書1本目の対談は、大麻博物館館長の高安淳一先生です。高安先生には大麻の歴史と文化の概論をお話しいただきたいのですが、そもそも大麻とはどういうものなんでしょうか。

**高安**　原産地は、中央アジアのチベットのあたりと最近の遺伝子調査でいわ

れています。日本には人の手によって持ち込まれた渡来植物です。

**新見**　世界のレベルでは何年前から痕跡があるのかわかっていますか。

**高安**　それがなんと現時点で世界最古の遺物は日本から出ています。福井県の鳥浜貝塚です。

　12,000 ～ 15,000 年前、時代でいうと縄文時代草創期の地層から、大麻の繊維が出土しています。しかも、すでに人の手で加工された縄のような形になってるんです。人類と大麻という植物の関わりを示す遺物としては、世界で最も古いものです。

**新見**　そうすると**大麻の文化と日本の文化のはじまりはほぼ一緒。日本列島に住んだ日本人と大麻はずっと一緒にある**という意味ですね。

**高安**　そうですね。このあたりは、国立歴史民俗博物館の工藤雄一郎先生がすごく詳しいんですが、土壌のなかに含まれる花粉の分析によると、12,000 ～ 15,000 年前の地層から大麻の花粉も出ているそうで、その時代からすでにあることは確実です。しかし、いつごろ日本に持ち込まれたのかは、痕跡がないのでわかりません。鳥浜貝塚の研究論文では、おそらくは 24,000 年前ごろ、北海道の先の間宮海峡が大陸と陸続きだった時代に、日本列島に移住した人類が持ち込んだのではないか。そういった推測が書かれています（工藤：植生史研究 , 24（2）; 43-57, 2016）。

**新見**　つまり、大麻は日本人と同じだけの歴史があるんですね。ではどのように生活に結びついてきたのでしょうか。

**高安**　基本的には衣服ですね。そして第二次世界大戦後すぐ、化学繊維が出てくる前までは釣り糸や魚を捕る網も大麻製でした。いまでも弓道の弦（つる）は大麻製です。衣食住とよくいいますが、衣服はもちろんのこと、食料としてみれば、いまも七味唐辛子に麻の実が入っています。住居に関しては、かつてはかやぶき屋根の下材であったり、土壁（つちかべ）や漆喰（しっくい）に使われる「麻（あさ）すさ」であったり、ありとあらゆるところに使われていた。**これがないと日本の暮らしが成り立たない存在だった**というのが実態です。

## 大麻の「大」の意味

**新見**　大麻は「大きな麻」と書きますが、「大」には何か意味がありますか。

**高安**　日本語において「大」はそもそも「偉大」とか「大いなる」といった褒め言葉や、尊称として使われる文字です。例えばいまでも伊勢神宮のおふだのことを「神宮大麻」というように、神社のお祓いの道具や神札のことを「大麻」といいます。これは神事に使うものや、神様への尊敬を表す、敬称や美称の言葉としての意味があります。

　　あとはいまでいう学名です。正式名称として、文献に記録に残すときには「大麻」というワードが使われていました。

**新見**　「大」が美称ということは、いわゆる大麻イコール麻でいいんでしょうか。

**高安**　昔……そうですね、江戸時代までは OK です。

**新見**　どの時代ぐらいから「大麻イコール麻」が少し狂ってきたというか、広い意味の麻が入ってきたんでしょうか。

**高安**　江戸から明治になって、外国からいろいろな植物繊維が輸入されると、植物繊維を全部ひっくるめて「麻」と呼ぶようになります。そのなかで大麻も「麻」、ほかの輸入植物繊維も全部「麻」になってしまい、どんどん訳がわからなくなっていったんですね。

　　明治は「殖産興業」のスローガンのもと、工業化が推進された時代です。そこで製品としてつくられた布の「麻」は大麻ではなくなっていきます。どんどんわからなくなっていったんですね。

　　昭和初期ぐらいまでは明確に区別されていたところもあるんですが、戦後に**大麻取締法ができると、いつの間にか大麻は NG ワードのように認識されて、言葉にされなくなりました。人々が言及しなくなると、さらに言葉の意味がおかしくなっていく。**

## ほかの「麻」は大麻ではない

**新見**　いまお店に行けば、麻製品や麻の服がありますが、大麻とは別物なんですよね。

**高安**　「麻」と書かれていたら、大麻ではないです。

**新見**　たしか 1962 年でしたか。家庭用品品質表示法で、そこは決まったと。

**高安**　法律で麻は「亜麻及び苧麻に限る」と定めました。亜麻はリネン、苧

JCOPY 88002-928

麻はラミーです。

**新見** ということは、いまは「大麻は狭い意味での麻」で、それとは別に「広い意味の麻、広義の麻」があるということで、よいですか。

**高安** 狭い意味というと微妙かな。「日本に昔からある麻」です。

**新見** いま、僕たちに馴染み深い麻の多くは布製品で、でもそれは実は、日本に昔からあったものではない、つまり大麻ではないということですよね。

**高安** そうです。

## 大麻はなぜ禁止されたか

**新見** 大麻はずっと日本の衣食住における大切な役割があったのに、なんで突然、駄目になってしまったのでしょうか。

**高安** まず、第二次世界大戦後 GHQ 占領下で、大麻の絶滅命令が出されます。そのあたりも紆余曲折があるんですが、このときに農作物としての大麻の絶滅を回避するために、一定の制約条件のもと大麻栽培が許可されたんです。これが大麻取締法です。**大麻取締法は、そもそも大麻をなくすためではなく、農作物を守るための法律だったんです。**

　しかしその後、麻の概念がめちゃくちゃなことになっていったのは、先程お話したとおりです。昭和 40 年代以降にはマリファナがヒッピームーブメントなど海外の風習として危険視された。かつては当たり前だった「麻」「大麻」の違いをきちんと認識できていないところに、**いつの間にか違法のものという認識だけが、広まっていったんです。**

　つくづく「当たり前」ということの弱さを感じます。日本の暮らしを支えてきたごくごく当たり前、身近にあるのが普通だったものが、急速に失われるだけでなく、イメージが逆転してしまうわけです。文献記録など、きちんとした記憶の検証もされないまま、いつの間にか悪いものに変わってしまった。口に出してはいけないことのようなイメージに変わり、混乱していった感じです。

**新見** 規制されるまでは 40,000 軒近い大麻農家があったと聞いていますが、その後、どうなっていったんでしょうか。

**高安** 需要がどんどんなくなってしまいます。繊維としての需要も海外のものにとって代わられ、衣服原料などはいまの麻であるリネンとラミーになった。最後まで残っていたのは下駄の鼻緒の芯縄ですが、下駄自体の需要も減って、さらにはそれすらも化学繊維が用いられるようになり、需要がとことんなくなっていきます。

　栃木県を例に出すと、需要がなくなっていく真っ只なかに、県が「イチゴをつくると儲かるよ」と、大麻農家さんに転作を奨励したのが、決定的な転機にもなります。大麻農家は、日本全国でいまは 30 軒を切っています。

**新見** 40,000 軒から 30 軒以下ですか。0 が 3 つ少なくなったんですね。大麻取締法についてはまたあとで詳しくうかがいます。

## 日本伝統の大麻

**新見** ところで、高安先生は大麻博物館を運営されてますが、目的は大麻の伝統の維持ですか。

**高安** 維持というか、本当は発展です。世界にもいろいろな大麻の繊維利用がありますが、**日本の大麻は日本の気候風土に適応するために、かなり独自の発達を遂げ**ています。品種もそうですし、栽培、加工技術、全部つながっている。

　いま現在、大麻の糸をつくったり、布をつくったりという昔の仕事はほぼ絶滅しています。ただ、昔のものを使ってみると、これほどまでに日本の気候風土に合わせて洗練されていたのかと、驚きます。**夏の高温多湿、冬の乾燥と寒さ。その全部に適応する形で独自の発達を遂げている**ので、この技術を失ってしまうのはあまりにも惜しい。これを**現代に発展させる**ことができれば、まさに SDGs なんです。

**新見** **神事とか横綱の綱にも実は大麻が使われている**のですよね。これが日本からなくなってしまうと、輸入の麻を使うようになるのでしょうか。

**高安** 実は、神事に使われる大麻の製品はすでにほぼ中国産だったりします。横綱の綱はまだ農家さんががんばって納めていますが、神事用はほぼほぼ外国産に変わっています。

新見　なるほど。そういう伝統は維持してほしいし、そのためには、ますますの発展が必要なんですね。

　　　ところで、日本の大麻は嗜好用としては普及していませんよね。

高安　そもそも**江戸時代まで、大麻自体に嗜好用としての認識がなかった**んです。明治になってから、印度大麻といって薬用型の大麻、いまでいうマリファナがお薬として輸入されるようになったのです。

新見　GHQ に規制されるまで、大麻は薬局方の初版から載っていました。ところが薬局方に載っているのは、印度大麻であって日本の大麻ではないのですよね。まさか日本の大麻が薬用だとは思っていなかった。

高安　薬草利用、民間薬のような利用はあったようですが、その通りだと思います。

## 大麻の医療利用

新見　いま医療用大麻についてもいろいろ話題になっています。高安先生は医療用大麻に関しては大賛成ということでよいですか。

高安　そもそも使えないほうが、どう考えてもおかしいでしょうという。

新見　モルヒネが処方箋薬で使えるわけですからね。

高安　何かの特効薬になるというものでもない。そもそもそんなに強い薬物ではなかったので、使えないままでも、全然 OK という状態だったと思います。しかし、私も医薬品に関しては素人ですから、あまり語れるものではありませんが、てんかんとか、神経性の難病とかに海外では効果を示しているという話もきこえてきます。あとは終末医療ですよね。痛み止めの相乗効果として、モルヒネの依存性を抑えるという使い方もあるときいています。こうした効果があるのに、G7 のなかでも使えないのは日本だけでしたからね。使えないほうがどう考えても異常だよね、っていう。

## 大麻の致死量や依存性

新見　ちなみに、大麻には致死量、死んでしまう量、これ以上食べたらいけないという量はほぼないという認識でよいですか。

**高安** ほぼないです。一応、LD50 で約 1.5kg と、とんでもない量です。

**新見** 一応はあるのですね。

**高安** あります。

**新見** 1.5kg ぐらい食べると、半分の人が危ない。

**高安** いや、LD50 なので……どうでしょう。聞いたことはない、としか。

**新見** では、基本的に致死量は相当な量だという理解ですね。

**高安** そもそも、そんなに摂取できないでしょという話です。

**新見** あと、身体依存はないらしいですが、それは合っていますか。やめると禁断症状が来るとか。

**高安** ないです。身体依存に関しては、私は逮捕された人の経験談などの聞き取りをしたこともあるんです。マリファナ所持で逮捕されたときに何がつらかったかと聞いたら、「たばこを吸えないのが 1 番つらかった。マリファナは全然吸う気になれなかった」という話がある（笑）。

**新見** なるほど、たばこのほうが依存性は問題なんですね。
　精神的な依存はどんなものでもありうるわけですから、それは大麻にももちろんあると思いますが、**身体依存はなく、致死量は基本ない**という理解ですね。

**高安** はい。精神依存について保健衛生の世界では、大麻の精神依存は「かなり強い欲求」という形での評価や表現になっています。しかし、それも「そんなのないよね」というのが、海外の事例とか日本の聞き取りの結果とかでもみられます。

## 日本伝統の大麻と海外の大麻は別物

**新見** そうすると、致死量もほとんどなく、依存性もないようだから、高安先生としては嗜好用の大麻に関しても「条件付き賛成」だという理解でいいですか。

**高安** この辺はなかなか厄介な話で、嗜好品なので法律で罰則を設けてまで規制するほどではないと思ってるんですが、なんでもかんでも OK にして、どこでも栽培できるというのには反対です。
　**日本の伝統的な農作物としての大麻は繊維型の品種です。**大麻という植物

は風で花粉が飛びますから、それこそ、なにも規制がなくなって、**そこら中でマリファナ品種がつくれるようになってしまうと、品種が交雑してしまう可能性**があります。

　それは日本の農作物、文化を守るという観点からは非常に困る。**嗜好品として解禁するなら、まずは農作物としてきちんとした規制**をつくってもらわないと、農作物を守る観点からは困るし、まず先にこれをやってほしいということです。

**新見**　世界の話をここで付け加えておきますが、嗜好用大麻も含め、実は大麻が合法化されたうえで栽培している国や地域もあるんですよね。

**高安**　アメリカの場合は州によっては合法ですが、国としてはまだ違法です。

**新見**　連邦法としては違法で、州ごとに認めている。

**高安**　完全合法化した国というと、実はウルグアイとカナダ、それぐらいしかありません。

**新見**　違法としている国や地域で代表的なのは、香港や中国ですかね。

**高安**　中国は産業用大麻・ヘンプの世界最大産出国である一方で嗜好用と医療用のマリファナに関しては非常に厳しかったりします。

**新見**　なるほど。しかし世界各地にさまざまな品種の大麻があって、日本の大麻は嗜好用には向かない品種。しかし嗜好用大麻が使われるようになると、海外の品種が日本古来の大麻を圧迫してしまうという意味でいいですか。

**高安**　品種の交雑がすごく困るという意味で、ですね。

## 農作物としての品種交雑とは

**新見**　交雑が困るということは、国内での新たな栽培は禁止したほうがいいということでしょうか。

**高安**　そうともいいきれないんです。例えば海外では違法栽培でも自家栽培のほうが、実は罪は軽いんです。理由は、ブラックマーケットに資金還流が起きないから。アングラマネーや資金還流などを防ぐ意味では、海外でも小規模の栽培は認める方向になっています。だから、そうした問題を考

えると、逆にそこは厳しくしないほうがいい。

　　ただ、交雑の恐れを考えると、「このエリアではそういうことをやっては駄目よ」というのは必要ではないかと思います。

**新見**　**ある程度の法的ルールを決めたうえで、ある程度、自由にしてもらっていい**という感じですね。

**高安**　そのほうがクレバーではないかと思います。

**新見**　では、嗜好用の立ち位置も△よりも、むしろ〇に近い感じですかね。

**高安**　そこは微妙です。

**新見**　わかりました。△でいきましょう。

## ▍日本伝統の大麻は産業ではなかった

**新見**　つぎは産業用大麻についてですが、先生からすると産業用大麻は反対の理由がないという話でよろしいですか。

**高安**　はい。しかし、実は、**日本の大麻は産業になったことはありません。**

**新見**　なったことがない！　１番生活に結びついていたという大麻製の衣服も産業ではないんですか。

**高安**　大麻の繊維を衣服などに使うのには紡績という加工が必要となるんです。

**新見**　紡績っていうのは、糸をつくるという意味ですか。

**高安**　はい、機械で糸をつくることです。大麻でもつくれないことはなかったんですが、結局、リネンなどと比べると大麻の紡績糸は質が悪い。うまくいかなかった。紡績に向かないので、結局、日本の大麻の栽培法やものづくりは、最後まで家庭内手工業に近いでんす。

　　いま、産業用大麻というと、海外のインダストリアル・ヘンプですね。これは大きな工場で紡績をしているので、まさに産業です。しかし、**産業用大麻という大きなくくりでいってしまうと、日本の大麻はこぼれ落ちる可能性**がある。

**新見**　産業用大麻といっても、なかなか定義が難しい。けれども、高安先生としては、基本はNoではないという感じでいいですよね。

**高安**　はい。日本の大麻はもっと発展してほしいと思います。発展させたい

JCOPY 88002-928

というか。

## 大麻取締法とは何か

**新見**　ここで改めて大麻取締法についてうかがいたいんですが、高安先生としてはこの法律について、どう考えていますか。

**高安**　原点の話からしていいですか。先にも触れたように、そもそも大麻を規制することはGHQ命令でした。モルヒネやヘロインの麻薬類と同じように大麻を規制しなさい、コントロールしなさいという命令が最初にあります。ただしこの時点で日本側は、輸入した印度大麻のことと解釈していました。ところがGHQとしては農作物の大麻も関係ない。きちんとポツダム宣言を受諾しておきながら、日本国内でぬけぬけと大麻をつくっているじゃないかという話で、重大なポツダム命令違反であることから大麻の絶滅命令が出ます。

　しかし当時は、釣り糸や魚を捕る網も手工業による大麻製だったので、大麻を絶滅させられてしまうと暮らしが成り立たない人たちがでてくる。なによりも**大麻をつくっている農家さんが暮らせなくなることから、必死に交渉を行って大麻取締法をつくることにより、無理無理大麻栽培を認めさせた**、というのがまず原点にあります。

　繰り返しですが、**大麻取締法は日本の農業や農作物を守るための法律な**んです。そもそも、**成立の時点で違反者摘発のための法律とはまったく考えていない**。事実、昭和30年代中程までは違反者摘発はまず行われていません。大麻取締法ができたあとにも、摘発したけれども大麻取締法違反には当たらないと無罪放免して、混乱も結構起きていますが、それはそもそも違反者摘発を考えていない法律だったからです。

## 大麻取締法違反の刑罰が重くなったのは

**高安**　ところが、時代が変わってマリファナが反戦・平和運動のアイコンになってくると、**芸能人などを見せしめ的に逮捕することにより、その使用を抑圧しはじめた**。その政策のなかで過剰に刑罰を意識させる取り締まりを

行っていき、本来は、違反者摘発のための法律ではなかったはずなのに、どんどん刑罰のみが重くなっていく。

　芸能人が逮捕されればそれこそ出演作が全部上映自粛だとか、ある意味、社会的抹殺のようなことまで行われるようになっている。それも異常な事態です。海外の大麻研究者なども大麻博物館に来てくれますが、そういった話をすると「ちょっと信じられない」「クレイジー」とか絶句する方がすごく多いので、世界的にみてもかなり恥ずかしいやり方だと、私には感じられます。

**新見**　大麻取締法が厳しすぎることが恥ずかしいという意味ですね。

**高安**　そうですね。世界的にみても、これほど重い刑罰と過剰な制裁は結構異様に感じます。

**新見**　そうすると、高安先生としては、大麻は軽犯罪化がいいのでしょうか。非犯罪化がいいのですか。

**高安**　軽犯罪化、せいぜい罰金刑がいいところでしょうね。非犯罪化でもいいと思います。

## 大麻はゲートウェイドラッグか

**新見**　大麻はゲートウェイドラッグになるとよくいわれますが、高安先生はどう思いますか。

**高安**　その話が出はじめたのは、私がたぶん小学校高学年か中学生のころですね。それまでいわれていなかったのが、唐突にそういう話が出はじめ「だから大麻はダメだ」という。

　いまでもそういっている人はいますが、違法・合法関係なしに違法行為としての依存性薬物の摂取という形であれば、未成年の飲酒・喫煙のほうがよほどゲートウェイですよね。

**新見**　たしかに。

**高安**　だから「何いってるの？」という感じです。

　実はマリファナなどの情報も調べていますが、マリファナは生涯使用者が少ない。「飽きる」と書かれている文献もあります。結局、飽きるので、別のものに手を出す。それがゲートウェイの話にもつながっていくかもし

れませんが、しょせんその程度の薬だな、といろいろな資料を読んでいると、つくづく思います。

## 嗜好用にするならモラルは必須

**新見** ところで、日本は大麻を嗜好用にする文化がなかったので、ほぼすべての人が経験していないと思います。もしもいま「大麻、いいよ」となると、マナーやルールもわからないまま、煙がまん延する社会になるのではないかと思いますが、そのあたりどうですか。

**高安** そもそもこれだけ抑えつけてきているので、もしいきなり「いいよ」と解禁されたら混乱は起きると思います。

　でもいまでこそ喫煙マナーはすごくうるさくなっていますが、かつては歩行者天国でもたばこを持って平気で歩いている人がいたじゃないですか。そういったモラルの問題になってくると思います。それこそ大麻が合法のオランダなどでは、国民にも旅行者に対してもモラルの徹底を行っています。だから「いきなりマリファナ解禁を」となってしまうのは怖いと私も思いますし、たばこや飲酒にも違反があるように、刑罰も問題になってくると思います。

**新見** 刑罰の問題として対処するよりも、モラルの問題として対処したほうが大人ですよね。

**高安** そうですね。

## 今後大麻はどうなっていく

**新見** 今後、大麻の未来はどうなっていくと思いますか。

**高安** まず嗜好用ですが、海外をみても、大麻というテーマはマリファナの話が多く、実際に最も手っ取り早い需要なので、日本もいずれマリファナに対し寛容な政策に切り替えざるをえないと思います。国際問題、待ったなしです。

　医薬用大麻は、いまは CBD ばかりに偏っていますが、実際には THC との相乗効果も海外では着目されているので、THC がただ悪いだけとい

うような見方も少し異様な話です。よい効果しかない、なんて薬はないですからね。

　最後に産業用ですが、これは海外のヘンプ利用、紡績加工ですね。ジーンズメーカーのリーバイスをはじめ、色々なメーカーがサステナブルな素材としての大麻利用を増やそうとしていますから、伸びていくと思います。ただ、**日本の技術が取り残されそうで、そこはなんとかしたい**なというところです。

**新見**　世界ではゴールドラッシュになぞらえて、大麻はグリーンラッシュといまいわれているのですよね。日本はそのグリーンラッシュに、2周も3周も乗り遅れている状況ですか。

**高安**　そうですね。ポテンシャルは、日本はとんでもないものをもっています。大麻の栽培技術、そして農作物を洗練させ、環境に適応させてきた技術などももっていますから、ポテンシャルは大きいんです。しかし、大麻というもの自体の知識があまりにもなく、危険な薬としてまったく顧みない。ポテンシャルと乖離しすぎてしまっている。

　そのスタンスでいまは出遅れてしまっていますが、きちんと理解して目を向ければ、トップに躍り出るぐらいのポテンシャルはもっていると思います。

# 3 政府による「骨太の方針」に記載された大麻

元内閣府官僚・精神科医
木下翔太郎 ✕ 新見正則

私の考えは…

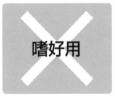
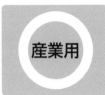

　医療用について、エピディオレックスやサプリとしての CBD は推進してよいと考える一方で、THC 主体の医薬品の場合は厳格な管理が必要と考えます。代替医療としての THC を含む大麻草の利用は、管理流通の問題などクリアすべき課題が多く、現時点では賛成できません。

　嗜好用について、今後、国際社会の変化や科学的知見の蓄積などを踏まえ解禁に向けた議論を開始すべきタイミングが出てくる可能性はあるかもしれませんが、現時点では政府のリソースはより喫緊の課題について割かれるべきと考えます。

　産業用については、THC を含まないヘンプをベースにした産業であれば、特段の問題はないと考えます。

## 医学部から官僚という異色の経歴

**新見**　今回登場の木下先生には元官僚の医師という立場からお話をうかがっていきたいと思います。

　僕の医学部時代の同級生にも厚生労働省の医系技官になった友達が数人

いますが、医系技官は研修医の初期研修がいるんです。ところが、先生は国家公務員上級試験を受けて合格し、初期研修は必要なく、千葉大学医学部を卒業後すぐに役人になられたという経歴なんですよね。

**木下** そうです。

**新見** すごくめずらしい経歴ですよね、先生がはじめてですか。

**木下** 2012 年に制度が変わって、国家公務員採用総合職試験になってからは私がはじめてかもしれないといわれていました。かつて、区分がⅠ種、Ⅱ種だった時代には医学部を出て、外交官になった人もいたそうなので、その時代も含めるとはじめてではありませんけれども。

**新見** 外交官を除けば、**医学部・医学科からそのまま官僚になったはじめての人**が先生ですよね。

**木下** 正確にはわかりませんが、少なくとも内閣府では初です。

**新見** そして先生は**内閣府で官僚をされていたちょうどそのときに、本書でもとても重視している「骨太の方針」にかかわられた**ということでよろしいですか。

**木下** 策定の担当ではないですが、流れについては学ばせていただきました。

**新見** 僕にとっても本書の読者の皆さんにとっても、とてもありがたいお立場から教わることができます。かつ、いまは官僚を辞められているので、現役ではいいにくいこともいえる立場と思って、いろいろと直球で質問していきます。ぜひ教えてください。

## 「骨太の方針」とはどういうものか

**新見** まず、「骨太の方針」というのは、簡単にいうとどういうものですか。

**木下** 「骨太の方針」は、**省庁をまたぐ重要政策などについて合意を得るためのもの**といえばわかりやすいかもしれません。「骨太の方針」のなかで決まったことは閣議決定になり、全省庁が従わなくてはいけないものなので、政府による政策の方針を一致させる目的でつくられます。そしてそれが予算などに反映される根拠になります。

**新見** これは 2001 年の小泉内閣のときからはじまったのですよね。

**木下** 1つ前の森内閣のころから作りはじめて、実際にはじまったのは小泉内閣になってからです。

**新見** ということは、日本の政治史のなかでもそう長い歴史があるわけではなく、迅速に物事を動かすために、近年になって作られたと考えていいでしょうか。

**木下** そうですね。省庁同士が意見をぶつけ合っているとなかなか解決しない問題について、政府全体として方針を決めるためのツールとして使用されてきたところです。

**新見** それがいまは毎年だいたい6月頃に出るんですね。ところで「骨太の方針」は閣議決定になると、さっきおっしゃっていましたが、日本の政治で閣議決定するには、総理大臣1人が特別な権力をもっているわけではなく、大臣の署名が全部必要ですよね。

**木下** 閣議決定はそのとおりです。

**新見** 全大臣が署名するということは、基本、反対意見をいう人がいない状況になるわけですか。

**木下** 閣議決定でサインをしたら、賛成したことになりますので、後から蒸し返すことは難しくなります。

## 2022年、「骨太の方針」に入った大麻

**新見** 2022年6月6日の「骨太の方針」に大麻について記載されたことが、すごく話題になりました。ちょっと読みますね。「大麻に関する制度を見直し、大麻由来医薬品の利用等に向けた必要な環境整備を進める」。

　この小さな大麻のこと、ちょっと乱暴にいうなら大麻ごときのことが、なぜ政府の「骨太の方針」に入ったのですか。

**木下** タイミングとしては、2018年ぐらいから海外ではCBDを使った医薬品が承認されたり、WHOも安全性を認める報告書を出したりしてきたところがあり、日本でもやろうということで検討がはじまりました。それが2021年までに取りまとめができていて、そして、その次の年の「骨太」に入った。歴史的にはそういう流れになってます。

　そしてなぜ大麻が「骨太」に入ったかというと、**大麻は厚労省だけの問**

題でなく、**警察や法務省などさまざまな省庁をまたぐ問題**です。それが省庁間の足並みがそろわなくて法律ができないような事態になることを避けるために、省庁をまたぐ「骨太」に入ったのではないかと推測されます。

**新見** 医療で前例をみてみると、モルヒネはすでに処方箋医薬品になっていて、がんのペインコントロールで使われています。モルヒネは別に「骨太」に入らなくても、処方箋医薬品になるまで粛々と進みましたよね。それと大麻になんの違いがありますか。

**木下** 昔は「骨太」がなかったことも1つではありますが、大麻に関しては大麻取締法を改正するとか、使用罪をつくるとか、そういう別の論点も併行して議論されていました。そうなってきたときに厚労省は医薬品利用の話で法改正をしたいけれども、ほかの省庁からは別の文脈で反対や延期を求める声が出てきかねないといった問題がありうるので、政府として方針をそろえる意味も含めて「骨太」に入ったのだと思います。

**新見** 当時、官僚としてその「骨太の方針」にもかかわった立場でもある、先生の理解では、大麻に致死量はありますか。

**木下** 致死量はいまのところははっきりと決まっていないというか、ないのではないかといわれています。

**新見** 大麻に身体依存はあると先生はお考えですか。

**木下** 身体依存は弱いとする研究が多いのではないかと思います。

## 「骨太」における「大麻由来医薬品の利用等」の「等」とは

**新見** ちなみに、いま大麻が日常で嗜好用も含めて解禁されている国はいくつかありますよね。こうした国のようにぜひ日本にも大麻を、という考えの方々がいることも僕は存じ上げていて、この本にもご登場いただいています。

そしてそういう方々は「骨太の方針」が大歓迎です。彼らが「骨太の方針」に興味をいだいているのは、そもそも載ったことが1つと、もう1つは**「大麻由来医薬品の利用等に向けた」という文言に含まれる「等」という言葉**です。この「等」がついただけで、いくらでも解釈が広げられる、いわばザルだという人がいます。この点はどうですか。

**木下**　その認識は、私は違うと思います。たしかに「等」と入るとその前に
ある単語以外の意味を含みますが、ここでの記載には「大麻由来医薬品の
利用等」となっています。役人のローカルルール的な話かもしれませんが、
**霞が関から出す文書においては「等」はその直前だけにかかります**。ここで
は「利用等」ですから、利用あるいは利用以外の研究とか、大麻由来医薬
品の研究とかといった形で、「利用」部分のみの範囲を広げることが想定
されています。そしてそれが「大麻由来医薬品の」にかかっています。決
して「大麻由来医薬品等」ではありません。なので、ここでは大麻の娯楽
使用はまったく想定されておらず、あくまで大麻由来医薬品を「利用等」
することを想定した文章だと思います。

**新見**　先生の解釈では、これは「大麻由来医薬品の」「利用・研究・開発」、
といった意味のみを含む「等」ということですね。

**木下**　ニュアンスとしてはそういうことになると思います。

## 仮に大麻の娯楽使用までを霞が関文書に含めるなら

**新見**　仮に大麻由来医薬品以外にも範囲を広げたい意図をもって、娯楽目的
に使うことを暗に意図したいときには、霞が関文書では「大麻由来医薬品
等の利用等」となるべきですか。

**木下**　そうですね。もし医薬品以外の目的で使うことが検討されているとし
たらです。

**新見**　つまりそれならば「大麻由来医薬品」の後にも「等」がつくはずだと。

**木下**　例えば、ハラスメントの定義の幅を広げたい意図がある文書ではこん
なふうに表記しています。「妊娠等の状態や育児休業制度等の利用等と嫌
がらせ等となる行為の間に因果関係があるものがハラスメントに該当しま
す」（厚生労働省 2017）。

**新見**　たしかに「等」まみれだ（笑）。

## 「骨太」に限定して「等」に着目してみても

**新見**　霞が関の多くの文書に、こうやって「等」が複数回出てくるのは僕も

気になっていました。ちなみに「骨太の方針」のなかに限定して、「等」が複数出ることはありますか。「骨太」の文書に「等」というものがたくさん出ないと、この「大麻由来医薬品の利用等」の「等」は全部にかかっていると思われかねないと、僕は思います。

**木下** そうですね。例えば2023年の「骨太」をみても、5ページに「賃上げ税制や補助金等における賃上げ企業の優遇等の強化を行う」、12ページに「特定投資家私募制度等の見直し等に取り組む」とあります。

**新見** ほんとだ、出てますね、「等」「等」。

**木下** 「骨太」だけ政府のほかの文書と違う書き方をしているわけではありませんので、政府の文書においては、共通のルールだと思います。

**新見** ということは、「大麻由来医薬品の利用等」の「等」には医薬品以外の大麻由来のものを普及させるための意図は、政府としては、決してないと捉えるべきなんですね。

## 「骨太」に載ったら、大麻は政府のお墨付きと思われる

**新見** 僕は大麻を吸ったことがないし、吸うことに賛成なわけでもなく、なんとなく漢方好きの延長で、大麻に興味があるのですね。大麻も生薬ですから。

なので、僕の頭のなかはまだまだ整理がついていませんが、「骨太の方針」に載ったことは、普通の人がみれば、国が大麻を認めたように感じますよね。

**木下** そういう誤解を招く恐れがあるという意味では、たしかにそのとおりだと思います。

**新見** その誤解を招くことは、官僚の方々は考えなかったんでしょうか。

**木下** そこが難しいところですが、誤解を招く意味では実際そうなったと思いますし、事前にそれを考えなかったのかといわれると、考えただろうとは思います。

しかし、いまの政府の進め方として、省庁のこういう話に関しては「骨太の方針」に載せてやっていくのが流れなので、こうせざるをえなかったのだろうと思います。

**新見** 木下先生はもう官僚を辞められているからあえてうかがいますが、「大麻由来医薬品の利用等」には、大麻を嗜好用も含めて解禁している国と同じようにすることで、「ちょっと一獲千金したいな」という人の思惑が絡んでいることはないですか。

**木下** ないと思います。

**新見** 絶対ない。

**木下** この「骨太の方針」の記載に関してはないと思います。

## 「骨太」が意図する大麻由来医薬品

**新見** そうすると、2022年、2023年と「骨太の方針」に記載されてきた「大麻由来医薬品等」とは、エピディオレックスを少なくともてんかんで困っている子どもたちに使えるようにするために入った、という理解でいいわけですね。

**木下** そうですね。エピディオレックスは2022年当時の大麻取締法では薬事承認されても臨床現場で施用できなかったところがあります。この状況を改善していこうということですね。

**新見** この文章が入ったおかげで、この1年数ヵ月後に大麻取締法が実際に改正され、エピディオレックスのような薬がOKになった。だから、この存在価値があるということですね。

**木下** はい、そのとおりです。

## 大麻由来医薬品は実は幅広い

**新見** ところでこの本の対談では、先生方に大麻の医療用・嗜好用・産業用についての考えをうかがっています。「骨太」が「大麻由来医薬品等」のために作られたなら、元官僚の立場としても、先生は医療用には賛成ですか。

**木下** なんでも賛成とはいい切れないところです。広い意味での医療大麻は、カンナビノイド医薬品、ヘンプ由来CBD製品、大麻草由来製品の3つに大別されると私は整理しています（**表**）。

### 表　広義の医療大麻の分類

| カンナビノイド医薬品（処方箋医薬品） | 合成カンナビノイド製剤 | マリノール・シンドロス（一般名ドロナビノール）：化学合成された THC が主成分。適応は抗がん剤使用患者における制吐、AIDS 患者における食欲増進など。 |
|---|---|---|
| | | セサメット・カネメス（一般名ナビロン）：化学合成された THC 誘導体が主成分。適応は抗がん剤使用患者における制吐など。 |
| | 天然大麻由来製剤 | サティベックス（一般名ナビキシモルス）：大麻草由来の Δ9-THC・CBD を1：1の割合で含有。適応は多発性硬化症に対する疼痛・痙縮の緩和など。 |
| | | エピディオレックス（一般名カンナビジオール）：大麻草由来の CBD が主成分。適応は Dravet 症候群および Lennox-Gastaut 症候群におけるてんかん発作の抑制など。 |
| ヘンプ由来 CBD 製品（サプリメントや食品などの扱い） | Δ9-THC 含有量の極めて少ない大麻草から抽出した低容量の CBD を用いたオイルなどの製品。健常者における不安・不眠の改善、ストレスの軽減など。 | |
| 大麻草由来製品（狭義の医療大麻） | Δ9-THC を含む大麻草（マリファナ）を乾燥させたハーブ製剤などの製品を医療目的で用いるもの。適応は慢性疼痛の緩和、多発性硬化症の症状緩和、抗がん剤使用患者の制吐など。 | |

（木下翔太郎：保健医療科学，71（5）：440-446, 2022 より転載）

　このうちのカンナビノイド医薬品については導入をすすめる余地があると考えてますが、THC 主体の医薬品の場合は厳格な管理が必要と考えます。また、ヘンプ由来 CBD 製品については流通する製品の成分が問題ないか、THC が混入していないか、をきちんと確認する必要はあると思います。CBD のみの製品であれば基本的には問題ないと思いますが、それでも妊娠中の方は避けた方がよいなど、適切な啓発をすることも不可欠です。そして、大麻草由来製品、つまり代替医療としての THC を含む大麻草の利用は、管理流通の問題などクリアすべき課題が多く、現時点では賛成できません。

新見　なるほど、**医療用とひと言でいってもとても幅広く**、すべてには賛成はできないということですね。モルヒネのように医師が管理して処方する

形に限定すればどうですか。

**木下**　そこもむずかしいところです。例えば、タイでは医療目的に解禁されたはずなのに、いまでは観光客も利用できるくらい、なし崩し的に誰もが使えるようになってしまいました。仮に日本で解禁した場合、そこまでひどいことにはならないだろうとは思いつつも、昨今の GLP-1 ダイエット問題をみると、医師が処方するという枠組みをとっているにもかかわらず薬剤の適用外使用・誤用が国内で多数起こってしまっています（Kinoshita, S, et al. : Lancet Diabetes Endocrinol, 12 (2) ; 90-92, 2024）。**残念ながら、医者が処方する形にすれば、必ず適切に利用されるということもない**と思います。

**新見**　その流れですと、先生は嗜好用には反対ですね。産業用はどうでしょうか。

**木下**　はい。嗜好用は現時点では反対で、産業用は THC を含まないヘンプがあるので、問題ないと考えています。

## 元官僚目線でみたグリーンラッシュ

**新見**　つぎは視点をガラッと変えますが、世界で大麻はグリーンラッシュといわれています。大麻で経済を回し、大麻の税収で国を潤わせようと思っている国も実際ありますよね。そうしたことを官僚たちは考えていませんか。たばこの税収が減る、アルコールの税収が減る、次は**大麻の税収だと思う人は、官僚にはいないのでしょうか。**

**木下**　日本は大麻の生涯経験率が低いこともありますし、大麻の解禁は犯罪が増えたり依存症の方が増えたり、さまざまなデメリットもあると思われます。それを踏まえると、税収のほうがメリットがある、というように考えている人は少ないのではないかと思います。

**新見**　では、先生のコメントからするとゼロではないですよね。

**木下**　そうですね。役人全員の思想を知っているわけではないので、もしかしたらそう考える人もいるしれません。

**新見**　大麻は、先生もおっしゃるように、基本的には致死量はなく、身体依存もない。アルコールやたばこよりも安全だという意見がほとんどです。

あえて極端なことを聞いていますが、ならば普通に解禁して税収が増えたほうがいいのではないですか。

**木下** 大麻は、たしかに身体依存は弱いといわれていますが、精神依存はありますよね。依存性のあるものの選択肢を対策なしに増やすリスクは少なくないとまず考えます。

**新見** 了解です。もちろん、1つ増えてしまうのは問題ですが、そうしたらパチンコだって競輪や競馬だって本当はいけませんよね。

**木下** ギャンブル、酒、たばこのほうが大麻よりリスクがあるじゃないかという意見は1つの見方として理解できますが、それらは日本の歴史というか、社会の流れでいままですでにあったものです。日本の歴史において、嗜好品としてはなかったものを突然合法化するのは混乱を招くと思います。

## 大麻はほかの嗜好品や精神依存の代替品になりうるか

**新見** 僕は個人的にはけむいのが嫌いなので、大麻は別に解禁されなくてもよいと思っています。でも、大麻はたばこやお酒よりも安心で、パチンコや競輪、競馬などの依存性が指摘されているギャンブルもいま認められているのに、なんで大麻が駄目なんだといわれると、たしかにそういう少数者の意見も認める必要があるのかと思ってしまいます。先生はそれでも一貫して反対ですか。

**木下** 例えばですが、アルコールやたばこより大麻のほうが安全だから大麻を認めるべきだという議論をするのであれば、まずアルコールやたばこを禁止するべきではないでしょうか。大麻が解禁されれば、アルコールやたばこをやっている人が100％大麻を選ぶなら、絶対にメリットがあるといえるかもしれませんが、現実はそうではないと思います。ただ、選択肢が1つ増えてしまうだけであれば、その意味があまりないというか。

**新見** そうすると、大麻が解禁された国でアルコールやたばこが減れば、先生も賛成に回る可能性が高いのですね。

**木下** 健康面や犯罪など、多方面に評価する必要があるのでそのような研究というか、その社会的影響をしっかり表すのは難しいと思いますが。

新見　しかし、すでに大麻が解禁されている国があるのだから、そこは 10
　　　年、20 年、30 年みていけばいい。

　　　別に慌てる必要はないから、**すでに解禁された国や地域で大麻をみんなが**
**吸ってアルコールの量が減り、たばこの量が減ったら、それはいいですし、**
**国も動くかもしれない**ですよね。

木下　そうかもしれません。


## 官僚の働き方はブラック

新見　せっかくなので、官僚という仕事についてもうかがいたいのですが、
　　　官僚の仕事で 1 番大変だったことはなんですか。

木下　最近は私の頃より改善してきたという話もありますが、やはり長時間
　　　労働ですかね。夜遅くまで労働するのが当たり前になっている。国会待機
　　　で特に仕事があるわけでもないのに夜遅くまで残らなくてはいけないとき
　　　もあり、拘束時間が長い。それが大きな苦労の 1 つかと思います。

新見　医療者もかなりブラックな労働環境ですが、それでも働き方改革の時
　　　代だといって、2024 年 4 月からは制度が変わります。そういう**働き方改革**
　　　**を推し進めている省庁が、自分たちは働き方改革ができない**んですか。

木下　2019 年から法律が変わり、役人も 100 時間以上残業をした人は健康
　　　管理医との面談が義務となっています。私は中央省庁の健康管理医もして
　　　いましたが、民間だと希望者だけの産業医面談のところ、官僚は義務で面
　　　談しなければならず、民間よりも厳しい規制になってはいます（木下：季
　　　刊行政管理研究, 169；51-60, 2020）。しかし制度はあっても、結局仕事が
　　　減らなければみんな同じ量の仕事をやらざるをえず、そしてみんな面談に
　　　くる。

新見　では、官僚の方々はわざわざ面談をしながら、変わらず過重労働をし
　　　ているということですね。

木下　現状としてはそうなってしまっていると思います。

新見　それはなり手が減るし、なっても辞めてしまいますよね。

木下　健康面でまずよくないと思いますし、世間的に働き方改革や DX が
　　　進んでいるなかで、役所だけ待遇に比してハードワークで志望者が減って

しまっているというニュースは結構出ているので、その影響は少なからず
あると思います。

## 現在の政治と官僚の関係

**新見** かつての日本では、誰が政治家になっても官僚が支えているという意
識があったし、そういう小説やドラマも複数あったと思いますが、最近は
どんな感じですか。

**木下** さまざまな見方があると思いますが、昭和の頃は役人が主導で政策を
決めていた時代といわれているようです。その後、政治主導が強くなって
きて、近年は吏員型官僚といって役人主導ではなくなってきていると行政
学ではいわれていて、**役人としての立場を経験した身としても、いまは官邸
の方が強いと**思います。

**新見** 安倍政権のときに安倍さんが検察のトップを代えようとしましたが、
こういう人事については、官僚の立場からしたらどうですか。

**木下** その事案の背景を詳細に知っているわけではないのですが、役人の人
事権に政治が影響力をもつようになったことは、内閣人事局ができて実際
に制度となってきていることはたしかです。年功序列やローテーションな
ど役所側の事情にとらわれずに、能力のある人を抜擢することなどが昔よ
りもできるようになった意味ではいいところもあると思いますし、悪い恣
意的な人事が行われるリスクもあるのかもしれません。一長一短だと思い
ます。

## 大麻のことは医師ですら知らない

**新見** 最後に、なぜ先生が大麻に興味をもったのか、そして今後どういうこ
とを伝えていきたいかを、教えてください。

**木下** 私は 2022 年に CBD と大麻に関する論文を書かせていただきました
（保健医療科学, 71 (5) ; 440-446, 2022）。それまで大麻のことを全然やっ
ていなかったのに、なぜ書いたのかというと、大麻についての法律の話題
が出てきたときに、自分自身は全然知らなかったのですね。大麻について

最近の事情を学ぶ機会がなかったので、きちんと勉強しなければいけない
と思いました。

　また、「骨太」に載り、法改正がみえてくると、大麻は海外でも合法化
されているし日本でも認められるのではないかとか、大麻は海外では使わ
れているし安全ではないかとか、さまざまな誤解がネットなどで散見され
るようになってきて、その誤解を正さなければいけないと思い、論文を書
きました。

　しかし、査読付きの雑誌には載りましたが、反響があまりなかったので、
もっと多くの人に届くようにしなければいけないと思っていたところで、
今回、この本に参加させていただきました。本当にありがたく思っていま
す。

**新見**　僕も医学部時代に大麻についてぜんぜん勉強する機会がなくて、いま
こうやっていろんな先生から話をきいて勉強をしています。

　木下先生はめずらしい経歴で官僚を務められ、そしていまは官僚からフ
リーになった立場でまた新しいことを発信していて、本当にレアな立場だ
と思います。ぜひ、たくさんいろいろな意見を発信してください。若いで
すからね、どんどんがんばってください。

# 大麻に対する厳罰主義は正しいのか

甲南大学名誉教授・弁護士
園田　寿

## ◆ 薬物犯罪を考える前に

犯罪と刑罰のことを考えるときの最も重要な原則に、比例原理がある。第1に、刑罰は、行為が他者や社会に与える損害の重大性と釣り合っていなければならず、第2に、刑罰は個人の権利を強く制限するものだから、より緩やかな方法があるなら、そちらを選択しなければならないという考えである。比例原理は、処罰が不必要に残酷または非人道的にならないようにすることを目的としており、(もちろん日本を含めて) 多くの国の憲法や刑法の中に浸透している。

「被害者のない犯罪」といわれている薬物犯罪でいえば、その対策は人類の健康と福祉を向上させるという薬物規制に関する国際条約が掲げる目標を追求し、この文脈でどのような対策が比例原理に合致するかを議論すべきである。

## ◆ 大麻の有害性の根拠は

日本は伝統的に「酔うこと」に対しては概して寛容である。酒が不祥事に対する責任そのものを軽くすることも多い。しかし、精神作用物質に対する態度はかなり厳しい。これを根拠づけているものが、規制薬物の「有害性」である。

「大麻が安全だ」という認識は間違っているといわれる。たしかにその通りだ。しかし安全性とは相対的な概念だから、大麻だけ取り出して議論しても意味がない。ペニシリンにしろ、インスリンにしろ、使い方では死に至るし、砂糖や塩にしても摂り過ぎは健康を損なう。たばこは喫煙者の人生を縮めているし、酒で死亡する事故や重大なトラブルも多い。

司法の場では、1985年に最高裁が大麻の有害性を肯定して決着がついている。しかし最高裁は、大麻の有害性が「自明」あるいは(法廷での論証が不要な)「立法事実」だとして、実質的な根拠を提示できないでいる。

JCOPY 88002-928

## ◆ ゲートウェイ仮説

　大麻規制を支えるもう1つの理由が、「ゲートウェイ仮説」である。これは、大麻使用者は覚醒剤に手を出すという因果的予測の議論である。ただしこれが成り立つためには、次の3つが満たされなければならない。①順序性＝大麻使用が覚醒剤使用より前に開始される。②関連性＝大麻の使用を開始すると、覚醒剤を使用する確率が統計的に増加する。③因果性＝大麻の使用が覚醒剤の使用を実際に引き起こす。

　海外では、ゲートウェイ仮説を支持しない研究者の方が圧倒的に多い。その最大の理由は、大麻使用者がより強い薬物に手を出すことはあっても、常用することはほとんどないからである。また、大麻使用者の圧倒的な人口を考えると、ハードな薬物に移行した者がいても、その確率は限りなくゼロに近い。日本では、大麻での検挙者が覚醒剤のそれを超えているが、これはゲートウェイ仮説にとって都合のよくない統計的事実だろう。

## ◆ 世界の流れと日本

　世界の潮流は、大麻の自己使用およびそのための所持の非犯罪化（非刑罰化）であり、刑罰が論理必然的な対応だとは想定されていない。これは、大麻規制と量刑慣行の比例チェックを行った結果である。さまざまな国際機関も大麻の有害性について見直した結果、厳しい処罰を回避することを推奨している。

　しかし残念なことに、日本では相変わらず「懲罰による抑制」という不寛容主義が薬物対策の基本となっている（悪いことを行った者には、同じ過ちを繰り返さないように厳しい罰を与えなければならない）。薬物規制に比例原理を適用する以前に、まずこの不寛容主義を見直すことが必要だ。

## ◆ 法学者から医療者へ

　要するに、健康に悪いことを承知のうえで、個人が自己の身体に悪い物質を取り入れることは道徳的によくないことかもしれないが、そのどこに重い処罰に値するほどの犯罪性があるのかという疑問である。これはそもそも医療の問題ではないのだろうか。

# 1 大麻由来医薬品はどういう過程を経て、どんな人に使えることになったの？

脳神経外科医
太組一朗 ✕ 新見正則

私の考えは…

医療用 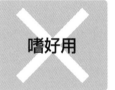嗜好用 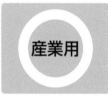産業用

　私の立場では、大麻由来医薬品を標準治療のなかで使用できるようにすることが第一義的急務ですが、同時に、市販のカンナビノイド製品をQOL 向上の目的で健康維持に役立てている患者さんたちもお支えしたいと思います。嗜好用がいわゆる危険ドラッグならば大反対です。産業用という観点ですが、創薬も産業ですので、将来は日本の企業が日本国民のための大麻由来医薬品を創薬してほしいと思います。

　大麻由来医薬品には多くの可能性があります。多くの患者さんのためになるはずです。しかし、製薬企業が儲からないと思えば、医薬品開発がなされません。日本国民のニーズを把握して、次々と治験を行いお薬の開発を進めてほしいと思います。

## 大麻由来医薬品の治験ができるようになるまで

**新見**　太組先生は、難治性てんかんをはじめとした数多くの病気に対して、日本でも大麻由来医薬品が使えるよう開発を進め、法改正にあたっては国会で参考人も務められた先生です。

JCOPY 88002-928

太組先生、さっそくですが、日本でも大麻由来医薬品の臨床試験は可能になったのですか。

**太組** これは 2023 年に改正される前の**大麻取締法に「お医者さんがお薬として使うことはならん。患者さんがお薬としてその処方を受けることもならん」と書いてあった**ので、これまで開発が難しかったところからのスタートでした。

**新見** 法律の壁ですか。

**太組** そうです。まずはそれを突破しなくてはならなかった。

私は大学病院でてんかん外科手術を毎週行うかたわら、10 年ぐらい前から、月に 1 回、沖縄赤十字病院でてんかん外科の手術を執刀しています。沖縄県の患者さんたちと交流するなかで自然と「外国ではこういう薬を使える、なんとかならないのですかね」といって大麻由来医薬品を話題にしてくれたのがきっかけで、沖縄赤十字病院から福岡県選出の参議院議員である秋野公造先生に要望書を出しました。院長と、当時の脳神経部長と、てんかん外科手術を担当している私と 3 人の連名で、赤十字からも許可をとったうえでの提出です。その要望書を、参議院の政府開発援助等及び沖縄・北方問題に関する特別委員会で秋野公造先生が取り上げてくれた。

そもそも、日本てんかん学会の大澤眞木子理事長——当時です——とともに、てんかん診療拠点制度の下地を整理してくださったのも秋野議員です。てんかん治療はお薬が基本であり、約 7 割の方はお薬で発作抑制を得ることができますが、手術もできることを要件として拠点病院のシステムを立ち上げ、沖縄赤十字病院も全国で 9 番目の拠点病院になりました。

そのなかで**お薬でも駄目、手術でも駄目、そういった患者さんに大麻由来の医薬品が役に立つのであれば、それがいままで進めてきた背景とマッチするのであれば、これはどうしても進めなければならない**。私たちはこう考えたんです。

そして、**当時の大麻取締法にも治験を行ってはならないとは書かれていなかった**。このうまいところを秋野議員が見つけて、厚労省や警察との調整をして、まずは治験ができるような仕組みをつくってくれたんです。

## 75年ぶりの大麻取締法改正

**新見** その大麻取締法が 2023 年 12 月 6 日に改正されました。衆参通じて大麻由来医薬品としての開発を推進した立場から参考人招致されたのは、太組先生お 1 人でしたね。

**太組** 2023 年 11 月 30 日の参議院厚生労働委員会で参考人として招致されました。参議院議長から正式な招致文書がきたのは前日です。特に冒頭15 分間の意見陳述と質疑応答は議事録として未来永劫残されますから、気合いが入りましたよ。もし今後、再度の法改正にいたることがあれば「あのときの太組参考人はこんなことをいっていた」と言及されることもありますし、よくも悪くも対政府参考人質疑のときにも引用されますから。

**新見** ネットの録画などでも確認できますが、委員会での先生の発言内容を要約してもらえますか。

**太組** 端的にいえば**今回の法改正の立法趣旨がどこにあるのか**、という点です。**お薬の開発に道を開いていただきたい、医薬品に道をつくりたい、という観点**が出発点です。その観点からは、委員のみなさまも賛成してくださいました。

**新見** そしてこの改正によって、大麻使用罪もできることになったんですよね。

**太組** 厳密には大麻使用罪という新しい法律ができたわけではありません。法改正によって今後は大麻の規制が麻薬及び向精神薬取締法（以下、麻向法）に移りますので、THC を麻薬として規制するという意味で、使用に罰則が適応されます。

　使用に対する罰則にはさまざまな意見がありますが、法の枠組みが変わったことによるもので、使用罪をわざわざ新設したわけではありません。ここで躊躇したら日本では麻薬を使ってもいい、というおかしなロジックになってしまいます。医薬品を適切に使う意味からも、絶対に譲れません。

**新見** 先生もおっしゃるとおり、使用罪にはさまざまな意見があって、反対派には、使用罪ができることで、本来であれば治療が必要な依存症の患者

さんが罰を受けるだけになり、治療から抜け落ちてしまうという意見もあ
ります。その点はどうですか。

**太組**　薬物依存症患者さん全体の治療を考えると、これから議論を深める必
要があります。今後、そのような場ができたら、私もぜひ参加したいと思
います。

## 医薬品と市販のカンナビノイド製品、共通点と違い

**新見**　太組先生たちのお力によって、大麻由来医薬品は日本でも使用が認め
られることになった。つまり治験により効果が認められればお薬として使
用できる形ですが、世の中には、医薬品以外にも CBD を含む製品がすで
にたくさんあって、大麻取締法改正前も日本でもネットなどで購入できま
したよね。こうした市販品も、大麻由来医薬品と同じような効果があるん
でしょうか。

**太組**　法改正前から難治てんかんの患者さんのなかには、合法なカンナビノ
イド製品を使って QOL 向上に役立てている方がたくさんいます。私たち
の研究グループからも、市販のカンナビノイド製品で発作がなくなった大
田原症候群の患者さんを症例報告しました（Masataka,Y. et al. : Epilepsy
Behav Rep, 14 : 100373, 2020）。

　治験中のエピディオレックスは THC が 0.1% 含有されている CBD フル
スペクトラムなのですが、市販の CBD も、CBD アイソレートか CBD ブ
ロードスペクトラムです。ともに CBD が主成分ですので本質的には同じ
ものです。ただ一般的には THC 含有 CBD のほうが、20% 程度生物学的
活性が高い、というようです。

**新見**　エピディオレックスは CBD の医薬品だけど、CBD だけではなく
THC が 0.1% 入っているんですね。ブロードスペクトラム CBD では CBD
以外のカンナビノイドやミネラルなどを含むときききますが、THC が含ま
れることもありますか。特にその点、市販品はどうなんでしょうか。

**太組**　ロジカルにはブロードスペクトラム CBD には THC は含有されてい
ません。一方で、外国で売っている CBD 製品のなかには、医師が配布し
ているものがあるようです。日本の保険医療制度が参考にしている、米・

英・独・仏・加・豪のいわゆる欧米等 6 ヵ国の一部でそのようなことが起こっているらしい、です。医師の処方権に基づいた医療行為なのか、このあたりはくわしく調査する必要がありそうですね。

**新見**　いずれにしても**市販のカンナビノイド製品で、QOL 向上に役立てているかたは実際にすでにいる**ということですね。

**太組**　はい。そしてそれが**医療上の効果に近い**…とまでは申し上げることができます。厚生労働省の通知文（医薬発 1201 第 1 号　令和 5 年 12 月 1 日）でも難治てんかんの患者さんに「QOL の維持の目的で THCV を含有する CBD（カンナビジオール）製品を摂取する場合について、医療等の用途として認める」と記載されました。

## 大麻由来医薬品・エピディオレックス

**新見**　ちょっと話が戻りますが大麻由来医薬品の治験は、法改正を待たずにうまく OK になったのですね。

**太組**　外国で医薬品として流通しているものを、国内で治験することは OK。さらには外国でお薬とまでは認められていないけれど、第 2 相試験（以下、Phase Ⅱ）まで終わったもの——これは大麻由来医薬品とはいえないので大麻由来医薬物ですが——この第 3 相試験（以下、Phase Ⅲ）を国内で治験することも OK ということを、国会答弁として秋野公造議員に、しかも法改正前に引き出していただきました。これが第 1 歩でした。

**新見**　いま、治験が進んでいるエピディオレックスという薬は CBD 単独ですが、仮に **THC が入っているものでも、日本で製薬会社が治験することは OK でしょうか**。

**太組**　**THC がどうこうというのは国会の議論のなかではひと言もない**。先にもお話した通りエピディオレックスにも THC は微量含まれています。だからしっかりとした臨床治験として計画が提出されたときは、国はきちんと審査すると思います。

**新見**　先生はいま、脳神経外科医として手術を数多く手がけつつ、大麻由来医薬品の第 1 号の国内治験をされているということでよろしいですか。

**太組**　はい。私たちは、令和 2（2020）年度に厚生労働科学研究の研究班を

つくりました。「難治性てんかんにおけるカンナビノイド（大麻抽出成分）由来医薬品の治験に向けた課題把握および今後の方策に向けた研究」という課題名で、どのようにしたら大麻由来医薬品の治験ができるかという研究班です。私がこの研究班の研究代表者として、エピディオレックスが治験対象薬剤として最適である、と報告書に記載しました。

　するとそれまで日本にまったく関心を寄せてこなかったイギリスの GW ファーマシューティカルズが日本法人 GW ファーマ株式会社をつくった。そして、治験の準備をして治験が開始された。つまり、これは医師主導試験でなく、製薬会社の治験になります。

**新見**　エピディオレックスのほかには、サティベックスという THC 含有の医薬品が海外で使われていますが、これも治験が進んでいるんでしょうか。

**太組**　現在、その話はまったく聞いたことがないです。

**新見**　いまのところはエピディオレックスだけですね。

## 大麻由来医薬品が役に立つ病気

**新見**　先生としては今後、大麻由来医薬品でどんな治験をやってみたいと思っていますか。

**太組**　それは、てんかん外科医の私がなぜ、大麻由来医薬品の仕事をしているか、ということにもかかわるんですが、私は外科医としてはパーキンソン病とかジストニアとか、機能的脳神経外科の手術をします。しかし、自分が担当する領域で、でも外科治療ではどうしてもお役に立てないものには、別の可能性を広げていきたいのが私の気持ちです。

　てんかんのなかでも、レノックス・ガストー症候群にいたる前のウエスト症候群というのがあって、ウエスト症候群のなかで標準治療が効きにくいものがあります。あるいは、いまの日本ではウエスト症候群の標準治療の 1 つは ACTH 療法ですが、脳が萎縮というか、中枢神経のダメージがないわけではなさそうです。仮に治験により大麻由来医薬品の難治ウエスト症候群に対する効果が示されたならば、そういったところの**標準治療に、大麻由来医薬品を加えたい、適用を広げなければならない、というのが私の**

**考え**です。

**新見**　ということは、**まずはエピディオレックスの適用をもっと広げたい、と**いうのが次のステップですか。

**太組**　てんかんに関してはそうです。

**新見**　その次はサティベックスなどの医薬品もという感じですか。

**太組**　そうですね。次はほかの疾患に対してということになると思います。日本の現状は先ほど話したとおりで、「外国でお薬として使っているものについては治験をしてよろしい。外国で Phase Ⅱ まで終わっている薬物に対する治験はよろしい」という状況です。**そのなかでエピディオレックスの次に、何の治験がくるか。**

　　私たちは保険医として国民の医療を守る立場ですので、我が国でお困りの患者さんに光をあてた薬剤開発が重要である一方で、いろいろな国の製薬企業に状況を知ってもらったうえで、我々と海外製薬企業のマッチングのようなことも必要だと思います。

## ▌大麻の葉っぱで治験はできるのか

**新見**　ちなみに、**大麻そのものの治験はできるのでしょうか。**成分ではなく。

**太組**　いまは GCP 医薬品といって、医薬品としての製造管理を前提に製造されたものは治験できることになっていますが、それは**葉っぱの大麻を医療用に使おうとするのには当てはまらない**と思います。

**新見**　とすると、マリファナを医薬品に使うという治験はすぐにはできないということですか。

**太組**　私はマリファナというとたばこのようなものを想像しますが、そういう吸引するものの治験は難しいかもしれない。それは投与経路がどうなっているか、という意味でです。

　　エピディオレックスは経口投与ですが、たばこのように煙を吸引するものであれば、製剤として体内への取り込みがどのぐらいあるのか。また周りの人に害を及ぼさないということが確立されれば、電子たばこのようなやり方でも治験ができるかもしれません。ただそれにはきちっとした検証が必要です。

**新見** 僕は漢方の本をたくさん書いているんですが、**漢方薬は多成分系で多くは植物由来**なので、単一成分系の西洋薬に比べると品質の安定性がいまいちです。その漢方薬がなぜ保険適用の医薬品になっているかというと、実は大規模臨床試験はいっさい経ないで、景気のいいときに超法規的に保険適用にしていただいて、いまにいたっています。**大麻も植物ですから漢方薬と同じように、例外的に認められる可能性はないですか。**

**太組** GCP医療品という範疇ではほぼない、と思います。**大麻という植物に、ずっと警戒感をもって付き合ってきた背景はほかの植物や生薬にはないもの**で、それが大きいと思います。

**新見** そうすると、植物としての大麻そのものを医薬品として使うのはまだ先のイメージですね。

**太組** どんなことでも不可能とは思いませんが、どうすれば可能になるかは、いまは具体的な想定ができません。ただしこの一方で、我が国では医療上の必要性の高い未承認薬・適応外薬検討会議による薬剤開発スキームがありますので、欧米等6ヵ国の実情が開発のヒントになるようにも感じています。

**新見** 最先端の治験をされている先生のコメントが合っていると僕は思うので、そういうことですよね。

## 大麻由来医薬品を標準治療に入れる意義

**新見** 大麻ファンの方は、いろいろな病気が大麻でよくなる、人によってはほとんどすべての病気がよくなるから早く薬にしてくれとおっしゃいますが、すぐには難しいですね。

**太組** はい。しかし、先ほどから申し上げているように、将来にわたり絶対に不可能かというと、またそれも違うように思います。大麻に期待する方たちの意識度合いというか、我が国の文化背景に根付いた国民感情、そして薬事監視の観点から見た安全性、このようなものがお互いに醸成されたうえで答えを出してゆくことだと思います。

　それから、私の大麻由来医薬品開発の目的は、日本の標準治療に入れ込むことです。日本の保険医療がすばらしいと思うのは、日本のどんなとこ

ろにいても、例えば肺がんになったら保険で標準的な治療が受けられますよということ、これは守るべきだと思います。しかし、大麻草をお薬として使えばなんにでも効くから、という流れだけをそのまま通してしまうと、実は標準治療をすれば治る人が、別の治療もありますよと聞いて流れてしまい、それでは治らなかった、死んでしまったことになると……。

**新見**　機会損失になるという意味ですね。

**太組**　そうです。それは絶対に駄目なので、そこに私はものすごく注意したいと思います。

**新見**　そうするとステップ・バイ・ステップというか、まずエピディオレックスから順次広げていき、皆さんの認知を得ようという作戦ですか。

**太組**　まさにそのとおりです。私が最も急ぎたいのは、**エピディオレックスの治験を安全に成功させて、薬価収載までもっていくことで、それを見届けるのが私の大きな使命**です。

## CBD を保険適用にする意義

**新見**　エピディオレックスに関しては、**CBD ならば普通に買える、あえて保険適用にする必要はないという意見**もありました。実際すでに市販品を QOL 向上に役立てている方もいるなかで先生はどうお答えになりますか。

**太組**　主に２つ答えがあります。１つは、先ほどからいっているように標準治療として入れ込むことの必要性です。**市販品を買ってくると、ものすごく高いです**。例えば小児の難治性てんかんに使いたいとなると、対象が子どもですからその家庭を経済的に引っ張っている親も若く、収入もそう多くないでしょう。そういう人たちに１日何千円、月何万もするようなお薬を買えというのかという話が１つです。**保険適用のお薬になったら３割負担でいける。あるいはてんかんの外来のお薬だったら、もしかしたら１割負担でできるようになるかもしれない。これは家計のベネフィットになるので、非常に大きいと思います。**

**新見**　本当にそのとおりで、**とくにお子さんの場合には多くの市町村は無料**ですものね。

**太組**　自治体によりますが、そういうところもありますね。

JCOPY 88002-928

　そしてもう1つは、大麻草が重金属、農薬を吸い込みやすいという問題です。要するに、クオリティコントロールの問題です。食品衛生法の規定により販売されている市販品は、どんなものかよくわからないとまではいいませんが、医薬品の精度には到底かないません。**その辺のクオリティコントロールをきっちり担保するためには医薬品であることが必要**です。

**新見**　話をお聞きしていると、そういうものに何万円も払えというのはアンフェアだと感じます。

## 医薬品開発を進める立場からみた嗜好用と産業用

**新見**　ここであえてうかがいたいんですが、嗜好用について先生のお考えはどうですか。

**太組**　そもそも、医療用・嗜好用というくくりではなくこの2者は、①医薬品、医療機器等の品質、有効性及び安全性の確保等に関する法律（薬機法）と麻向法に規定される医薬品・医療用途麻薬、②食品衛生法の食品として分類される（QOL向上を目的とした）CBD製品、③カンナビノイドに類似した危険ドラッグ、に分類されるものと私は理解しています。

　①についてはこれまでお話ししてきたとおり、私が力を注いできたことです。②も市販のCBD製品はエピディオレックスとはわずかに成分が違いますが、本質的には同じ効果があります。主治医の先生と相談しながら安心してCBD製品を使っていただきたいと思います。

　しかし③の危険ドラッグにあたるものは、どんどん取り締まってほしい。サリドマイド事件を思い出してみると、医薬品として開発された物質ですら健康被害を生むわけです。新しく構造を変更した物質が、将来どのような健康被害をきたすか想像がつきません。絶対にそのようなものには手を出してはなりません。

**新見**　なるほど、わかりました。産業用についてはどうですか。

**太組**　産業用というと、布製品や日本の伝統産業などを想定していると思いますが、**薬をつくることも産業**です。将来は国産の大麻由来医薬品を創薬してほしいです。エピディオレックスでは製薬企業と日本の患者ニーズが合致したので治験開始したのですが、外国企業というのは、どうしても自

国の企業経済活動を優先します。今後は日本国内からどんどん進めていってほしいと思います。

**新見** ついでにといってはなんですが、グリーンラッシュで、世の中は大麻ブームでお金を儲けようという話が多いです。そこに関するコメントをいただけますか。

**太組** どうでしょうね。なかなかコメントが難しいところですが、正しい情報提供活動を行わずしてお金儲けするのは本当はやめてほしい。

**新見** 大麻はたばこやアルコールよりも安全だという意見が多いですが、それについてはどうでしょう。

**太組** それは医薬品とは別の話です。たばこ、アルコールは嗜好品の範疇の話なので、医療用大麻と比べるものではないし、**たばこやアルコールより安全なものだから医薬品として使えるのかというと、そんなことではないはずです。使い方、使う目的次第**だと思います。

## てんかん外科医がなぜ大麻由来医薬品に力を注いだか

**新見** そうすると先生の立ち位置というか、めざすことは、ともかく困っている患者さんが治るものがあれば、普通に使える医薬品にしたいわけですね。その1つが大麻の製品、大麻由来医薬品だったいう意味でしょうか。

**太組** そのとおりです。

**新見** 大麻以外の製品でもてんかんに効くものがあれば、今後も臨床試験をしていきたいと考えていますか。

**太組** 私が大麻に関しては特別に進めなければいけないと思った根拠は、大麻は医薬品としての使用を許さないと法律に書いてあったことです。法律で禁止されていない薬であれば大麻とは比べるまでもなく、臨床試験もばんばんできます。研究もして、新薬の開発に協力もして、そんなことがたくさんできるんです。

　そして私は外科医ですから、新しい領域に対してこういう手術がいいのでは、とか、自分の手術方法はこうではないか、とか、もっと啓発すれば手術でよくなるのではないか、と思う領域があるんです。**可能性は全部広げたほうがいいというのが私の考えで、だから大麻由来医薬品の難しさを**

なんとしても越えたいというのが1つのテーマでした。

**新見**　法改正が実現したことでようやく大麻由来医薬品を患者さんに届けることができるんですね。大変なご労苦だったと思います。本当におつかれさまでした。

**太組**　ありがとうございます。長かったです。秋野公造議員に相談した2018年からちょうど5年を要しました。

## 大麻の正しい知識の普及啓発と医薬品としての可能性

**新見**　法改正によって大麻由来医薬品が使えるようになりましたが、今後の普及は太組先生の尽力にかかっているところがすごく大きいと思います。何しろ**大麻は「ダメ。ゼッタイ。」な危険なものという存在でしたから、それが医薬品になるのか、という疑問や不安をそもそも多くの人がもっています。**そのあたりの啓発はいかがですか。

**太組**　秋野公造議員とよく話しているのは、**正しい知識の普及啓発をみんなでやっていきましょう**ということです。我々専門家も率先して正しい啓発をしなければならない。GWファーマも約束をしてくれています。

**新見**　大麻について正しく知ること、判断できることが大切だと思って、僕もこの本でいろんな先生方に話を聞いているので、大賛成です。

　最後に、今後の大麻由来医薬品の可能性についてコメントをお願いできますか。

**太組**　繰り返しになりますが、私の立場としては、大麻由来医薬品のお薬としての開発を進めたい。外国にあるお薬だけではなく、新しく日本で臨床治験ができる可能性もあると思います。**外国でPhase Ⅱが終わったものは治験OKと明言されているので、そういうものを日本において医薬品として開発することができるのではないか**と思います。そのあたり、いろいろな領域の先生たちと相談しながら見つけていきたい。

　そしていま、私が大麻由来薬品の適応を広げたい疾患はたくさんあります。あらゆる難治てんかん、難治疼痛、パーキンソン病などの神経変性疾患、依存症やADHDなどの精神領域、がん、整形外科領域など、枚挙に暇がありません。適応拡大につぐ適応拡大を検討しなければなりません。

そしてこういうのものなかから、1つひとつ、社会の理解をいただきながら開発したいと思います。そして、理解をともにしてくれる仲間と一緒に臨床研究を展開しながら、私たちの日本臨床カンナビノイド学会を盛り上げていきたいと考えています。

JCOPY 88002-928

# **2** 合法化した地域で、大麻は どんな役割を担っているの？

脳神経内科医
### 正高佑志 ✕ 新見正則

私の考えは…

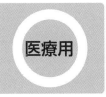
**医療用**

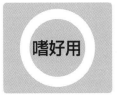
**嗜好用**

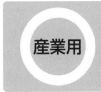
**産業用**

　大麻は生薬の一種であり比較的安全性の高い植物です。お酒やたばこのように年齢や運転への制限を設けたうえで合法化するべきです。薬としては、薬草であり物質特許がとれないために大規模臨床試験は行われづらい背景があります。先進諸国では自費診療で流通するのが一般的で、品種ごとに含有成分が異なることがオーダーメイド医療の側面を生み出しています。日本の農業技術を活かして高品質の大麻を栽培することで、地域の産業活性化にも役立つでしょう。

## ▌大麻を医療利用している地域の実例

**新見**　正高先生は医師の立場から大麻はいろいろな疾患に効くとおっしゃってる先生です。正高先生、さっそくですが、まず大麻を医療利用するとどんな疾患に効くのでしょうか。1番効く疾患はありますか。

**正高**　海外の大麻医薬品が認められている地域で**最もよく使われているのは痛みの緩和だと思います。そのほかには、不安、不眠とか、抑うつの緩和、**

このあたりに使っている方が多いですね。ボリュームゾーンとなるかと思います。

**新見** ところで、医療用大麻反対派の医師からは「西洋薬が保険収載になるときのような 1,000 例規模の大規模臨床試験があるのか」といわれています。医療用大麻に関して世界の動向はどうでしょうか。

**正高** 一部の難治性てんかんなどに対し、処方箋医薬品の治験が行われ、保険診療内で承認されている例はあります。ただ、**ほとんどの国において、医療用大麻として使われているものは、実は大規模臨床試験などを経ることなく、認可されている。**

そもそも日本の医療制度と仕組みが少し違うというか、そのあたりは認識が難しいところなのかと思います。

**新見** じつは日本の漢方薬も大規模臨床試験は一切経ないで「経験的によい」ということで保険適用になっているんです。つまり医療用大麻も、漢方薬と同じように「経験的によいのだから、保険適用にしてください」というイメージでいいですか。

**正高** そうですね。まさにおっしゃるとおりだと思いますし、あと、いうなれば保険適用にしなくても、自由診療では使えるというのが、海外の主だった状況かと思います。

## 大麻の医療利用もまずは自由診療から

**新見** 先生の考えでは、別に保険適用にしなくてもいいのですか。

**正高** なるべきものはなったほうがいいと思いますが、1 歩目としては自由診療で許される形でも問題はないと思います。

**新見** わかりました。**まずは自由診療でも、医薬品として使えればいい**という意味ですね。

ちなみに漢方の世界では「専ら医薬品」と「専ら食品」というのがあり、食品扱いで効くものが医療用にも結構使われているんです。こんなふうに、医療機関が気楽に使える体制にまずはしてもらいたいという意味でいいですか。

**正高** そうですね。大麻も生薬の一種として、仮に保険は利かないにせよ、

患者さんが逮捕されることなく使えるようになれば、まずはよいかと思います。

**新見** 例えばモルヒネも違法薬物でありつつ、医療用では OK になっていますが、こういう使い方はどうですか。

**正高** 麻薬は管理が厳しいじゃないですか。**管理が厳しいというのと、いろいろな病気に対して使えることは矛盾する**ので、そこら辺をどのように解決していくのかというところが課題なのかと思います。

**新見** そこはぜひ先生のアイディアを聞きたいところです。現在は「ダメ。ゼッタイ。」といって、制約がとても厳しい大麻を、どうやって困っている人に届ければいいのでしょう。

**正高** かなりラディカルに聞こえるかもしれませんが、「ダメ。ゼッタイ。」はやめてしまうのが、私は医療用大麻のあるべき形だと思います。大麻の**規制管理自体を根本から改め、お酒とかたばこのように課税をして管理をしていく形をとる**。その一環として医療目的にも使えるのがスムーズではないかと思います。

**新見** なるほど。いま、大麻に対しては軽犯罪化と非犯罪化の 2 つの意見があると思います。基本、重罪すぎることは多くの方が認めていて、僕もいまは重罪すぎると思いますが、正高先生はもう非犯罪化のほうの考えですか。

**正高** 非犯罪化からさらに一歩進み、合法化していく形をとるのがいいのではないかと思います。

## 大麻について医学的にわかっていること

**新見** 大麻にくわしい医師である正高先生にどんどんうかがっていきます。大麻には「これだけ食べたら死んでしまう」というような、致死量はないですか。

**正高** 理論上の致死量が 15 分でたしか 600kg 吸うとか、それぐらいだったと思いますが、現実的には不可能です。

**新見** つまり、自殺しようと思った人ががんばって摂取しても死ねないという意味ですね。

**正高** そのとおりです。呼吸中枢に作用しないので、医療用麻薬と違い、致死量にたどり着くのは現実的に難しいと思います。

**新見** あとは身体依存がないことがよくいわれていますが、実際どうでしょうか。

**正高** 依存に関してはおっしゃるとおり、身体依存に関しては、やめることにより禁断症状が出るとか手が震えるとか、そういうものはないといわれています。ただ一方で、精神依存はあり、その割合がだいたい1割弱ぐらいというのが、私が代表を務めている GREEN ZONE JAPAN が行った調査で出た結果です（正高ほか：日本アルコール・薬物医学会雑誌, 56（4）；128-141, 2021）。

**新見** 精神依存はいろいろなものに起こりえますから、それはしょうがないと僕は思います。つまり、**身体依存がなく、致死量がないのであれば、きわめて安全だから、生薬レベルでいろいろ使えるようになったほうがいい**ということなら、筋が通っていますよね。

**正高** ありがとうございます。

いま実際に嗜好品として流通しているたばことかお酒とかよりも依存性は低く、長期間使ったときの体に対するダメージも、アルコールと比較すると軽度というのが、現時点での科学的なコンセンサスだと私は認識しています。

## 大規模臨床試験の意義に立ち戻る

**新見** 大麻に大規模臨床試験がないということは、**効きそうだけど、すべての人、あるいは多くの人に効くわけではないという意味**ですか。

**正高** 臨床試験のことを考えるときに重要なことは、どういった社会構造、医療産業構造のもとに大規模臨床試験が行われているかというところに立ち戻ることだと思います。

いま処方箋医薬品の多くは第Ⅲ相試験まで行うことで承認される流れになっていますが、そもそも第Ⅲ相試験はなんのために行われるかというと、保険の適用をとるために製薬会社が主導してやる形ですよね。逆にいえば、保険適用をとらないけれど第Ⅲ相試験を行うということは、私が知

る限りないと思います。

　では、大麻に関して第Ⅲ相試験をやり、**処方箋医薬品として、企業が売り出していこうとしたとき、1番大きなハードルになるのは、大麻は物質特許が切れている**ことだと思います。

　大麻は昔からある植物です。例えば仮に、トマトジュースに抗がん作用がある、健康にいいことがわかったとします。それでいまからトマトジュースをカゴメが独占して、特許で押さえて囲い込み、ほかの企業には製造できないようにする。これは少し無理があります。同じようなことだと思います。

　**物質特許として、ある化合物をまず基本的に特許で囲い込む。それが可能であってはじめて処方箋医薬品にしていくためのプロセスを経ていくことができ、その先に第Ⅲ相試験がある。**大麻はそういうことができないがゆえに、第Ⅲ相試験などの大規模試験がやれない。経済的にやるインセンティブがないわけです。このことを理解しないと、そもそもなんで第Ⅲ相試験をやっていないのという話がしっくりこないと思います。

**新見**　それはいまの漢方薬業界そのままです。いいか悪いかを別にして、**漢方薬は既得権益として第Ⅲ相試験なり大規模臨床試験を経ないで保険適用になっている**のですね。財務省から保険外しの話が出るたびに同じような議論になりますが、大麻の事例は漢方にとっては共通しますから、ある意味いい事例です。

**正高**　おっしゃるとおりだと思います。漢方薬の事情をご存じの新見先生であれば、いまのような話をしなくてもすっとわかっていただけますが、製薬会社がつくっている処方箋医薬品の処方にしか慣れていない先生——そういう方が日本のお医者さんの9割です——には、そのあたりの構造がなかなか理解されていないと思います。

## 医療用大麻をどう管理するか

**新見**　漢方薬も早晩、保険外しという話が現実になりかねませんが、正高先生としては、大規模臨床試験ができないのであれば大麻の保険適用は譲るにしても、ともかく自費診療でもいいから使うことを認めてほしいという

立ち位置ですね。

**正高**　そうですね。まさにそのとおりで、多くの国でそういう形をとっていると思います。イギリスの皆保険制度である国民健康サービスで大麻を一部使えるようになったとか、ならないかというところで注目を集めていますが、**ほとんどの場合は病院診療とは別の形で、医療用大麻は医療用大麻で管理をして、保険とは関係ないところで使われている**。税金を使うわけではないのだから、そんなに厳密に適用管理に関して、試験をしたり、承認をどうこうといったりする必要がない。というところです。

**新見**　医療用大麻を管理するというのは、どうするんでしょう。**「処方箋を出すから、自費で買いなさいよ」**という形ですか。

**正高**　カリフォルニアがそれに近いです。お医者さんが許可証を出せば買いに行く権利が得られる、患者カードのような制度をとっています。国によっては病院でお医者さんが管理するところもあります。

**新見**　ある程度の管理のもとで医療用大麻を普及させるべきだというのは、筋が通っていると僕は思います。医師による処方はまさに管理になりますね。

## 嗜好用大麻が解禁されている国を例に考える

**新見**　次に嗜好用にいきましょうか。嗜好用も先生は大賛成ですね。

**正高**　大賛成、そうですね。少なくともいまのように取締まって逮捕して刑務所に入れる必要はまったく思います。

**新見**　子どもが吸う分にも問題ないですか。

**正高**　子どもはあまり吸わないに越したことはないのではないか、というのが、世の中でも共通した認識だと思います。だいたい20歳から、お酒とたばこと同じですよね。同じような管理にするべきかと。

**新見**　アメリカは21歳で、日本は20歳から。それぐらいの年齢から大麻もOKとすればいいという意味ですね。

　　ちなみに**子どもはあまり使わないほうがいい**のは、どういう理由でしょうか。

**正高**　知的な発達にもしかすると影響するかもしれないとかいわれていま

す。例えば、ニュージーランドの疫学調査では、大麻を吸っている子のほうが学業成績や生涯年収が有意に低い傾向があった。でもこれが、**大麻が悪いから成績が悪いのか、成績が悪かったり学校に早くから行けなくなったりする子が大麻に結びつきやすいのか**、というところは、卵が先か、にわとりが先かというところで、議論の余地がかなりあります。

いずれにせよ、個人的にも**あまり若いうちから大麻を吸う必要はないのではないか。吸わずに済むなら、それに越したことはない**のではないかと思います。

## 大麻にも体質に合う、合わないがある

**新見**　大麻に依存性がないとすると、たぶん**吸わない人は吸わなくても済んでしまう**のですよね。試したけれど「あまりよくないや」とか、「効かないや」とか。

嗜好用としても役に立つ人には役に立つのですか。不安がとれるとか。

**正高**　はまる人とはまらない人がいて、例えば北米あたりだと生涯経験率は60％。つまり2人に1人以上は大麻を吸ったことがあるわけですが、ずっと常習して使っている人の割合は人口の10％ぐらいになるわけです。つまり、**何人かに1人は大麻が非常にフィットして、嗜好品として自分自身の生活、ライフスタイル、性格に合う**。そういう人にとってはとても価値のあるもので、欠かすことができないものになるけれども、そうではない人にとっては、「あったらあったでいいけれど、ないならないでよくない？」というものにすぎない。

## 大麻が合法化されたらどんな規制が必要か

**新見**　大麻を吸いながら車の運転などをするのは大丈夫ですか。

**正高**　お酒ほどの悪影響はないにせよ、事故のリスクが若干は上がるというデータがアメリカの運輸省から出ているので、吸ったら運転しないことは、やはり徹底したほうがいいと思います。

**新見**　それは少なくとも道路交通法あたりで規制すればいいということです

ね。

**正高**　おっしゃるとおりです。合法の国や地域では、**合法にしたことで「吸ったら乗らないキャンペーン」などをきちんとした啓発をして、大麻の酩酊や使用下での運転は減ってきている**というデータがあります（Dutra,L.M., et al.: Prev Med Rep, 27, 2022）。

**新見**　そういう事実がわかれば、大麻に反対する人はずっと減りそうです。

**正高**　もし、実際に大麻の合法化を行えば、大麻を吸って運転したことによる事故や、過剰摂取によって救急搬送がパニックになることは、ある程度増えると思います。しかし、それは過渡期的な問題です。例えば日本では2023年7月から、電動キックボードで道が走れるようにするということで、道路交通法を変えて、日常に変化が起きましたよね。

　社会に変化を与えたときはある種の混乱が生じると思います。それを世の中が受け入れ、数年すれば、**きちんとみんなに正しい知識が浸透して落ち着くもの**であると思います。

## トレードオフで死なずに済む人もいる

**正高**　結局、人間は何か気晴らしを必要としている。それが酒であったり、たばこであったり、大麻であったりというだけで、社会全体で流通する嗜好品の総量は変わらないと思います。

　例えばいまも、アルコール依存で肝硬変になって死んでしまう人は大量にいるわけじゃないですか。そういう人の一部がお酒から大麻に切り替えることにより、死なずに済むかもしれない。**全体にしておしなべてみると、ドラッグによるハームつまり世の中に対する害悪は、自殺の数とかも含め、全部込み込みにしてみると、大麻を使えるようにした世の中のほうが、全体としては少ない。**大麻が使える世界線の方がみんなが楽に生きられるのではないかという気がしています。

**新見**　すると、**大麻は、世の中にある依存性のあるものとトレードオフの関係**にありますか。大麻をやると、例えばたばこをやめるのでしょうか。

**正高**　あると思います。いろいろな国の研究データで、アルコールとかたばこ、処方箋医薬品の消費量が、大麻の合法化によって減るという統計デー

タは出ています（Dave,D., et al. : J Health Econ, 90, 2023 など）。

**新見** 僕は純粋に足されるだけかと思いましたが、アルコールやたばこは減るのですね。

**正高** 代用されることで、減ります。

**新見** それは大麻推進にとてもいい材料ですね。

**正高** 日本でいま現在違法でも大麻を吸っている人たちが一定数いるわけですが、そういう人たちをみていると、酒を飲めない人の割合がかなり高いと思います。お酒を飲めない人の息抜きの手段として、精神変容物質の一種として違法ではあるけれども大麻を使っている。**体質的に酒を飲めない人が、自分なりの息抜きの手段として自分に合うものを使っているだけなのに刑務所に入れられる状況は、非常に気の毒ではないか**と私は思います。

## 海外を例に理想モデルを考える

**新見** 医療用・嗜好用大麻への先生のお考えがわかってきました。産業用大麻も当然、先生は OK ですよね。

**正高** そうですね。産業用大麻も幅が広い概念で、例えば繊維をとり、Tシャツとかの衣類をつくるのもそうですし、食品として麻の実やヘンプシードオイルなどの使い方もできます。そのほかには日本だと伝統神事とかですよね。しめ縄をつくるなどいろいろな使い方や活用ができるので、使えるものは積極的に使っていけばいいのではないかと思います。

**新見** そうすると、大麻導入について、先生が目標とする国とか州とかありますか。こんなのが目標だというのがあれば教えてください。

**正高** 医療用大麻の制度としては、私はカリフォルニア州をモデルとしてイメージしています。1996 年に、世界ではおそらく最初に医療大麻制度を導入していますが、自由度が高い仕組みです。

**新見** 吸いたい人は吸っていいよ、という意味ですね。

## いろんな大麻から自分に合うものを選べることが大切

**正高** カリフォルニア州では医療用大麻の適応疾患に制限がなく、患者カー

ドはお医者さんが認めれば、どんな症状に対してでも取得できる。患者さんはディスペンサリーと呼ばれる大麻専門の薬局に行き、数々の大麻製品、いろいろな品種から好きなものを選んで購入する。

　**大事なのは、それが処方箋医薬品になっていないことです。多様性にこそメリットがある**んです。処方箋医薬品としてつくられるものであれば、例えばバッチごと、つくったシーズンごとにクオリティにばらつきがあったら困りますよね。どこで出されるロキソニンも成分が同じであり、毎回同じ効果が保証されなければいけない。クオリティコントロールは非常に厳密なものが要求されるわけです。

　大麻由来医薬品であっても製薬会社がつくっているものであれば、バッチごとにばらつきがあってはいけないから、単一の品種、単一の成分バランスのものをつくることに非常に大きな尽力をしているわけです。しかし、医療用大麻は大麻の品種が 4000 種類以上あるといわれていて、その品種 1 つひとつが含有している成分のバランスが微妙に違います。

　例えば、含まれるカンナビノイドに CBD 優位のものがあれば、THC 優位のものもあり、CBG というカンナビノイドが多く含まれているものもある。そこに加えてテルペノイドという成分があって、これは植物の香りをつかさどるような成分ですが、例えば大麻には、レモンの香りのリモネンとか、ラベンダーの香りのリナロールとか、黒胡椒の $\beta$-カリオフィレンとか、こういうものが豊富に含まれているんです。これら 1 つひとつに薬効がある。これが重なり合わさって、いろいろな品種ごとにバランスが違い、その 1 つひとつの品種ごとに薬効が少し異なってくる。例えばジャック・ヘラーという品種とスーパーレモンヘイズという品種によって、別々のレジメンがあるようなイメージです。

　こうしたいろいろなものが選べる状況がまさに医療用大麻治療の本質であり、**患者さんが自分の体質、症状に合わせて、自分のミキシングハーブのような、まさに自分にぴったりくるものを自分の体験で探していく。**そのなかに、どこかにフィットするものがあるのではないかと探していくことが医療大麻治療のすごく大事なところだと思っているんです。それは病院でお医者さんが、画一な大麻による処方箋医薬品を渡し、あなたはこれを使いなさいというのとでは、スタイルとしてまったく違う。

**新見** 医師が決めても、自分に合う、合わないはわからないのですね。

**正高** いまのところはわかりません。今後、科学的な研究がさらに進んでいき、人間の体質や好みが分析されて、ぴったり合うものが科学的に見つけられるかもしれません。

**新見** 香水のようなものですか。

**正高** 香水も好き嫌いがあるので、そうですね。それに近いかもしれません。

**新見** そうなのですね。そうすると、**ある一定のものを医師が出しても、それは効かない可能性があるから、自分で選んだほうがいい**という意味ですね。

**正高** あとはワインの好みにも似ているかと思います。

## 漢方薬と大麻の状況はやっぱり似ている

**新見** ほかの国と違って日本が幸運なのは、漢方薬が超法規的に保険適用になっていることです。**漢方薬は厚生労働省がこの成分を基準にしなさいというのがあり、実は上下50%が許容範囲です。だから、ものによっては生薬量が3倍違います。**

**正高** それは、ツムラの葛根湯と小太郎の葛根湯では、実は成分バランスが違うということですか。

**新見** 同じツムラでもロットで違います。ツムラは複数年度を一緒にしているので、微妙にずれが少なくなっているだけです。日本ならもしかしたら大麻も生薬として漢方薬の体でいけるかもしれません。

**正高** そうですね。そうなると、私としては非常に理想的だと思います。

**新見** 医師がある程度は保険適用で、処方箋で出せる。もちろん、いろいろな種類があるから、効かないときには患者さんが薬局に行き、自分でいろいろな大麻を選べるのがいい、ということですね。

**正高** 漢方薬もツムラとか小太郎とかではなく、生薬で出したほうが効果が高いと考えている先生は自由診療で開業されているのではないですか。そういう選択肢が担保されることが大事なのかと思います。

## たとえ賛成派が少数でも政治が動くだけの利益がある

**新見** そうはいっても、大麻の反対派は多いと思います。日本は「ダメ。ゼッタイ。」でずっとやってきていますから、たぶんいま国民投票をしたら、大麻の導入には反対の人が過半数を占めると、僕は思います。

**正高** そうですね。私もそう思います。

**新見** そのときに、大麻導入に賛成という少数派の人は、どうやって大多数派に Yes といってもらえばいいでしょうか。

**正高** そうですね。非常に嫌なやつっぽく聞こえてしまうと思いますが、**日本の政治は別に国民的な多数決をとらなくても、国会にいる人たちが半ば独断専行で決めていってしまっている状況**だと思います。例えばいま消費税増税を国民の過半数が支持していますか。

**新見** でも国会議員の半分の賛成が要りますよ。国会議員の間接民主制なので、このままだと大麻は、国会議員の半分の賛成がとれないと思います。

**正高** そうですね。ただ、それはいかにして利権の構造を設定するかという話で、例えば JT のようなところが独占することにして、その利益は国会議員の人たちに、**大麻の売り上げの半分が議員年金として支払われる仕組みにすれば、国会議員はみんな Yes という**と思います。極論ですが。

**新見** いまグリーンラッシュといって世界中で大麻産業が盛んなのに、日本は 2 周も 3 周も遅れているわけですが、**まずはうまくグリーンラッシュに追いつき、そこの儲けをうまく分配することにすれば、Yes の人が増えるの**ではないかという意味合いでしょうか。

**正高** そうですね。実際にそういう形で世の中の物事が進んでいるのがカジノの例だと思います。

　嫌な例を出しますが、別に国民が望んでいるかどうかもよくわからないけれども、洪水対策とかをすっぽかして国会で審議されて IR 法案は進んでいった。その背景にはおそらくアメリカとの利害関係による何かしらの密約、もしくは圧力があったと、私は考えています。今後、アメリカの連邦法が変わって全土で大手企業が大麻を栽培し、在庫が余るようになれば、大麻でも同じようにホワイトハウス経由で圧力がかかることは十分考

JCOPY 88002-928

えられるのではないかと思います。

## 利益を上げるためには自主的な解禁を

**新見** それならば大麻も海外から外圧がかかるのを待っていればいい感じで
すか。

**正高** そうなってしまうと、結局、日本国内では栽培できなくて、アメリカ
がつくったものを買うだけになる可能性が高いと思います。そうすると、
いわゆる産業的な利益が国内に落ちることがまったくなくなってしまい、
それはもったいないと思っています。

例えばいまの日本ではイチゴとか、ジャパニーズウイスキーとか、国際
的な評価が非常に高いじゃないですか。日本には、クラフトマンシップを
ベースにした付加価値の高いものを生み出す能力があると思うので、なる
べく早く国内の栽培ができるところが参入して、**メイドインジャパン・ク
オリティの大麻を、むしろ海外に輸出していく形で大麻産業が盛り上がって
いければ**、例えば田舎に住みながら農業をやり、年収 1,000 万。子どもを
大学までやることができる。これは、**地域の過疎化対策にもなっていくの**
ではないかと思うので、ぜひ積極的に早い段階で自主的に大麻解禁するこ
とが国のためではないかと、私は思います。

**新見** せっかくグリーンラッシュで世界中の多くの国なり州が盛り上がってい
るのだから、**日本も上手にそれを利用して、過疎対策なり税金対策をすれば
いい**という意味ですね。

## 大麻をめぐる状況は確実に変わってきている

**新見** 本当に麻薬取締部（以下、麻取）のおかげというか、麻取のせいでと
いうか、日本には「ダメ。ゼッタイ。」という風潮があるので、そう簡単
には大麻賛成大多数にはならないと思います。

だからこそ、よさを上手にていねいに伝えていき、外圧なり内圧によっ
て、いろいろ困っている人が大麻を手にとれるようになったらいいですか
ね。

**正高** 私は 2016 年から医療用大麻に関する情報を伝える活動をやっています。わずかこの数年においても風向きが随分変わってきたと思います。

　海外の国や地域で合法化しているニュースを止めることはできないし、国内でも CBD というサプリメントが堂々と使われるようになってきていることがあり、この流れはもう止まることがないと思います。麻取の人もこの本に出てくると思いますが、さっさと手のひらを返したほうがよくはないですか。もう無理ですよと（笑）。

**新見** 訊いておきます。

**正高** いままで大麻は危ないもの、「ダメ。ゼッタイ。」という物語がまかり通っていましたが、もはや物語としての強度が足りていません。1 度本当のことを知ってしまった人が、もうだまされることはないので、フィクションとしてやっていくのが難しくなっていると思います。

# 3 大麻のわかっていない部分を、楽観視していいの？

精神科医・公認心理師

## 田中伸一郎 ✕ 新見正則

私の考えは…

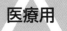 **医療用** 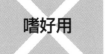 **嗜好用**  **産業用**

　てんかんの検査、診断はとても難しく、拡大診断されて処方される懸念があり、医療用大麻には慎重な立場です。

　大麻には幻覚、妄想などの精神症状以外にも、認知機能低下、性格変化などが出現するリスクがあり、成分規制だけでは安全とはいえないため、嗜好用大麻には反対です。

　品種改良、流通の問題があり、産業用大麻にも賛成できません。

## ▌大人といえど、脳の成長が止まっているわけではない

**新見**　田中先生には精神科医という専門の立場から、それから東京藝術大学にいらっしゃるので、芸術家のメンタルヘルスをよく知るお立場からも、大麻についてのご意見をうかがいたいと思います。

　まず、僕がサラッと勉強した限り、医学的にみて、大麻は非現実的ほど膨大な量を摂取しない限り致死量にならず、基本的に安全。ただ、未成年者が使うと問題があるのではないか……ということが、おおむね一致して

いる見解です。こうした点について、先生はどうですか。

**田中**　先生がいまおっしゃったのは、大麻は身体的には極めて毒性が少ないということでしたけれど、**僕は、大麻という物質には精神的な毒性がかなりある**というように思っています。例えば、まず、子どもが脳の成長過程で大麻を常用すると、なんらかの認知機能障害、認知機能の低下を引き起こすことが知られています。それを踏まえて、「子どもには危険かもしれないけど、大人には安全」という主張がありますが、実際のところ、大人が安全とはいい切れません。というか、**子どもと大人をくっきり分けることができるわけではない**のです。

　なぜならば、大人になったら脳の成長が全部止まってしまうわけではないから。**大人でも子どもと同じような脳への悪影響が出るのではないか**。大麻使用による脳への影響を、大麻の成分別に、それから子どもから大人までの年齢別に調査し、特に、10歳代、20歳代の大麻使用のリスクについて調べていく必要があると思います。

**新見**　大麻は安全だからということで、世界の何ヵ国では嗜好品を含めて使用可能になり、アメリカの半分近い州でもOKになった。でも田中先生としては、それはまだ早いだろうという立ち位置ですか。

**田中**　そうですね。**大麻の影響には人種差があるかも**しれません。欧米人と日本人では体格が違いますし、薬剤を代謝する肝臓などの機能も違うので、大麻が脳にどのように効いているのか、どのような副作用があるのか、ひょっとしたら両者で違いがあるかもしれない。そこのところははっきりしたデータは出ていないのです。

## 医療用大麻も拡大診断されて処方される懸念がある

**新見**　この本ではまず対談の先生方の大麻使用についての考えを、医療用と嗜好用と産業用に分けて聞いています。医療用の定義はざっくりいえば「処方箋として大麻を出す」ということなんですが、この点について先生は、精神科医としてどうですか。

**田中**　僕は医療用大麻についてもかなり慎重派です。そもそも医療用大麻の適応疾患がはっきりしていないんです。だって、あらゆるてんかんに大麻

が有効というわけではありませんから。

**新見** いまのところいっさい保険適用になっていないので、適応疾患も何もないですが、現状はてんかんの一部に対して臨床試験が進んでいます。

**田中** 実は、てんかんを診断し、治療できる精神科医はどんどん減ってきているんですよ。脳波を調べて発作波を見つけて、抗てんかん薬を飲んだ後にその発作波が消えているかどうかをチェックする。そういう医学的な診断と治療のプロセスを経ないといけない。

　僕も大学病院に長年勤めていて、てんかん専門医に脳波の読影を教えてもらいながら、てんかんの患者さんの診察を行ってきましたが、自分1人では、脳波を見ても「これが発作波です」とか「これで治りました」とは、すぐにはいえません。いまでも、てんかん専門医に相談しなければ、てんかんの患者さんの診察を行うことができません。こうした事情から考えますと、一般的な精神科クリニックで「処方箋として大麻を出す」ことが可能なのかどうか。

**新見** 総合病院のてんかん専門医しか使えないのであるならばOK、という感じですね。

**田中** ええ。しかし、**精神科医を含め、一般の内科医がてんかんの症状とかてんかんっぽい症状ということで大麻の処方箋を出すようになると、どんどん拡大診断になっていくでしょうね。**これまで精神科領域の新しい薬が開発されるたびに、拡大診断されて処方されることが問題になってきた黒歴史がありますから。

## 大麻も生薬だから、漢方薬のようにいろいろな症状に効くか

**新見** そのほか、大麻賛成派の人は痛みとか抑うつとか、とにかくいろいろな病気や症状に効くとおっしゃいます。たしかに大麻も漢方薬と同じように生薬で、漢方薬はいろいろな病気や症状にたしかに効くことがあります。そういう人に、医師の管理下で、処方箋を出すというのはどうでしょうか。

**田中** 漢方はどちらかというと症状に対して薬を出していますよね。病名で処方していることもあるでしょうが、症状で対応しているから、結果とし

て「いろいろな疾患に対して効く」というのが起こりうるわけです。

　しかし、大麻が痛みとか抑うつとか不安に有効であるとなると、適用範囲がかなりあいまいになってしまいます。

**新見**　いま漢方医で大麻の知識のある人はほとんどいません。日本東洋医学会にしても、たぶん答えが出ない。大麻が生薬で漢方薬に近いというのは、漢方医でもある僕自身の直感です。しかし、漢方医が大麻を使うことは歴史的にもなかったし、今後もそんなに多くないと僕は思います。

## 大麻が効く「痛み」がはっきりしない

**新見**　海外の医療用大麻の状況を勉強している人は、医療用大麻に新たな可能性があるといいます。モルヒネなどの医療用麻薬を処方箋で出すような感じで、大麻も管理するのはどうでしょうか。

**田中**　たしかに、**医療用麻薬は医師が処方するものですが、それはきちんとした診断があってのこと**です。身体的な病気によって痛みが出ていることが医学的に明確な場合にのみ処方可能です。僕らが精神科領域で診ているような、**心の痛みなのか体の痛みなのかが不明確な人に対してはモルヒネを処方しない**わけです。そうやって、ただ患者さんが「痛い」と訴えるからモルヒネを処方する、というように拡大診断していくのは医学的に問題があるように思います。

**新見**　精神科の先生のなかには、いわゆる生きづらさがある人の「心の痛み」というか「心の問題」に大麻が効くことがあるという先生もいます。だからそういう問題で自殺するよりも、大麻があったほうがいいだろうということなんですが、そこに関してはどうですか。

**田中**　それは、自己治療的に大麻を使うということでしょうか。

**新見**　ここでは医者の処方箋で出すとして、です。

**田中**　処方箋で出すということですね。嗜好用としてではなく。

**新見**　はい。

**田中**　その場合でもやはり、適応範囲が広がってしまう。先ほどいったように、適用疾患がだんだんあいまいになっていきますよ。ひと口に「心の痛み」といっても、体の痛みや人間関係の変化に伴う痛み、それからスピ

リチュアルな痛みまで、かなり幅広いものまで含まれてしまうわけで。また、死にたい気持ちにも、医学的にいっても、さまざまな水準のものがあります。

**新見** 不安、痛み、自殺念慮というだけでも、たしかに適応範囲がすごく広がっていきますね。「僕は死にたいから大麻をください」「はい、では処方箋で」という安易な話になりますものね。

## 適用範囲が広がることのリスク

**田中** 大麻に限らないことですが、**人によっては薬の副作用がほとんど出現せずに、薬の効果だけが得られるということがあって、そういう人たちが「この薬は副作用がないから安全な薬だ」などといっている場合があることに留意**する必要があります。一般に、効果だけがあって副作用のない薬なんてものは絶対にありませんから。さらに問題になりそうなのが、例えば、統合失調症、双極性障害、うつ病、適応障害などの精神障害をもつ人たちが、心が痛むからといって大麻を使うことに問題がないのかどうか。あるいは、精神障害をもつ人たちは、精神症状が悪化するリスクがあるから「大麻は禁忌」ということになるのかどうか。精神障害を発症する前にも、つまり未病の段階でも「心が痛む」ということがあると思いますが、そうした精神障害の発症直前のハイリスクの状態のときに、大麻を使ってしまい、その結果として、精神障害を発症してしまうことが起こるのではないか。

**新見** むしろ、ある種の精神障害の人たちは使わないほうがいいということですね。

**田中** となると、大麻は健康な人たちだけが使えて、ストレスによって精神障害の発症リスクが高い人、実際に精神障害を発症している人たちには使えない、ということになるでしょうかね。

**新見** たしかに。

**田中** その辺の**精神障害の有無によって大麻使用に関する差別のようなことが起こるのかどうか**も、僕としては気になります。

**新見** ということは、先生の立ち位置からは、嗜好用は反対ですね。「処方

箋がなくても、薬局なり別の組織なりお店なりに行けば買える、フリーアクセスにしたい」という極端な意見もあります。それには僕は反対ですなんですが、先生はどうでしょうか。

**田中**　もちろん、大反対です。

## 産業用が安全という保証もない

**新見**　では産業用といって、いわゆる繊維製品などに使うのに関してはいかがですか。

**田中**　実はまだ、それも賛成できません。

　理由は、大麻の成分規制について疑問があるからです。現在大麻は大きくTHCとCBDの2つに分類されていますが、その2群のなかにもさまざまな成分があるわけです。THCは、幻覚、妄想、興奮などの精神病症状が出ることがあって、そのことを心配する人は多いのではないでしょうか。その一方で、CBDは安全といわれているけど、CBDの全部が安全かというと、CBDのなかにも幻覚、妄想、興奮などの精神病症状が出るものが少なからずあって、THCと同じようにCBDも安全ではないんですよね。

**新見**　なるほど。

**田中**　それなのに、「CBDは問題ない」というイメージの先行があって困ります。一般の農家の方が繊維製品用の大麻を作るときに、例えば、**品種改良の過程でCBDのなかにTHCの成分が混入してくるかもしれない、幻覚、妄想、興奮などが出やすいCBDが作られてしまうかもしれない**。そういった懸念があります。

　加えて、繊維製品を作る際に余りとして出てきた大麻が、特別なルートをたどって嗜好用として流通してしまう可能性がある。場合によっては、THCともCBDとも分類できないような精神毒性をもつ嗜好用大麻が裏で取引されるようになるのではないか。かつて日本で脱法ハーブ、危険ドラッグで起きたようなことが起こる、そういうリスクがある気がします。

**新見**　産業用だからといって簡単にはOKできないよ、という意見ですね。使い方により、紙一重だと。

**田中**　そうですね。規制の目をかいくぐって産業用大麻が嗜好用に回ってし

まうリスクを僕は考えます。

## 海外の芸術家は大麻を使用しているか

**新見** ところで、先生が属されている芸術系の分野では海外のアーティスト
や音楽家との交流も盛んですよね、海外のアーティストや音楽家は大麻を
日常的に使っているのでしょうか。

**田中** 海外のアーティストや音楽家ですか。海外のアーティストのなかには
大麻使用を公表している人はいると思います。昔、1960年代にサイケデ
リックアートと呼ばれる、幻覚剤を用いて知覚変容の世界を描いた作品が
流行したことがあり、俗っぽいいい方にはなりますが、最近でも、現実と
幻覚が融合したような、不思議な表現が目立つアーティストには大麻など
の幻覚剤の使用者がいるかもしれません。なかには、大麻使用を公表して
いる人もいるかもしれません。あくまで憶測の域を出ないコメントです
が。

　それから、海外のクラシックの演奏家に大麻を使用する人がたくさんい
るとは思えません。クラシックではない、ロックバンドなどのミュージ
シャンのなかには大麻使用を公表している人は少なからずいますけれど
も。

**新見** 大麻使用が認められている国でも、制作や演奏に大麻を必要としてい
る芸術家はそんなに多くはないよ、ということですかね。

## 副作用が出る人にとってのリスク

**新見** 薬物四法のなかの1つとして、これまで日本において大麻はある程度
うまく規制されてきたと思います。ところが、近年、いわゆる外圧によっ
て、国内でも解禁を目指して活動をしている方がいます。この点について、
ざっくり先生のご意見はどうですか。

**田中** 僕は反対です。まずいっておきたいのは、そもそもアルコールを飲ま
ない人は飲まないし、たばこを吸わない人は吸わない。だから大麻も使わ
ない人は使わない、ということです。しかしとにかく、大麻の副作用の実

態がよくわかっていない以上、日本における大麻解禁には反対です。なによりも「アルコールやたばこよりも安全だから、誰でも使って問題ないよ」という安易なロジックで広めるのは完全に間違っている。**大麻についてわかっていない部分があることを隠したり、「誰でも大丈夫」みたいに非医学的な発言を行ったりすることも問題です**。大麻にも副作用があるという現実をきちんとみないといけないのではないかと僕は思います。

**新見** あとは大麻賛成派の先生には、大麻で救える命があるのに、なぜ解禁しないんだ、ということを結構いわれます。それに対して No とは僕はなかなかいえませんが、先生は「大麻で救える命があるのに、なぜ解禁してくれないのか」といわれたら、どう答えますか。

**田中** 繰り返しになりますが、大麻は成分の問題があり、成分規制を課するだけでは大麻は安全といえない可能性が高い。人によっては精神的な毒性が出やすくて、先ほどからいっているような幻覚とか妄想とか興奮とか、激しい精神症状が出るかもしれない。

　　また、冒頭でお話ししたように、子どもには大麻使用によって認知機能障害が出現するという話がすでにあり、**ひょっとしたら大人でも認知機能障害が出るかもしれない**。どういう成分が危険なのか、精神毒性が出るには使用頻度、使用期間などの違いがあるのか、調査研究が必要でしょう。さらには、大麻使用によって考え方とか性格とかが悪い方向に変化しないか、その辺が明らかになっていません。今後、大麻使用による精神面へのネガティブな影響を調べるべきでしょう。

**新見** それは僕も思います。ただ、医療ではゼロリスクはありえないわけで、薬物はなんでも副作用があるわけだから。それぐらいのことには目をつぶり、いわゆる生きづらくて死にたくなる人たちが助かるんだ、といわれると、正直、僕も困ります。

**田中** えっ、僕は困りませんよ。だって、そういう人たちは違う形できちんとサポートしていかないといけませんからね。生きづらさを大麻で解決しようというのは完全に間違いだと思います。大麻のどういう成分の何割ぐらいに幻覚とか妄想とか興奮などの精神病症状が出るか。認知機能障害が子どもから大人までどのように出てくるか。そして、それらは回復可能なのかどうか。こうしたことが明らかにならないといけないでしょう。

もし、使用者の半分ぐらいに認知機能障害が、例えば 3 年、5 年で出てくるのなら大問題だと思います。倫理面をクリアすることが大変ですが、大麻推進派の協力を得ながら、**大麻使用前と大麻常用 3 年後と 5 年後くらいで、精神症状と認知機能と性格傾向などにどういう変化がみられるかについて調査**してみて、そうした結果を知ったほうがいいのではないかと思います。

## 大麻使用罪について確認

**新見**　僕は、日本に大麻は入ってこなくていいと思っていますが、「それは、あなたは必要性のない人だからだ」といわれると返す言葉がないというか、「必要な方に届けられるシステムが必要なのではないか」とよくいわれ、そこで議論は平行線になります。

そんな大麻に、大麻取締法改正で使用罪ができました。先生は使用罪導入に賛成ですか。

**田中**　シンプルにいいますと、大麻は誰もが使って安全なものではないし、精神毒性が強い可能性が高いので、使用罪の創設は必然だったと思います。

**新見**　了解です。

## 大麻とアルコールとたばこ、リスクはまた別

**新見**　最後にざっくりした質問ですが、大麻はアルコールやたばこよりも安全だということに関して、僕は渋々ながら同意しています。先生はどうですか。安全だと思いますか。

**田中**　いや、大麻には精神毒性がある程度あるので、僕は同意できません。

**新見**　アルコールとたばこに比べてですか。

**田中**　はい。というか、「大麻」と「アルコールやたばこ」というように、単純に比較してはならないと思います。

**新見**　僕はアルコールやたばこに比べればはるかに安全だと最近、ついに思うにいたった。しょうがなく。先生はそこまでは思っていないですか。そ

こだけコメントをください。

**田中** 年単位でみると、たばこで幻覚、妄想は出ません。

**新見** たしかに。

**田中** アルコールも年単位では悪影響が出にくくて、10 年くらい経ってうつ
が出てきたり、精神病症状、離脱症状が出たりします。

　大麻はそうじゃなくて、たとえ成分規制をしたとしても、幻覚、妄想、
興奮などの精神病症状が出現するリスクがあります。これは使用直後から
出現する可能性があります。それから、繰り返しになりますが、大麻を常
用すると、年単位で認知機能障害や性格の歪みが出るリスクがあるんです
よね。というわけで、**「大麻」と「アルコールやたばこ」という比較にあま
り意味はなくて、大麻には大麻なりの精神的なリスクがある**ことを理解しな
いといけないと思います。

**新見** わかりました。最後に田中先生からメッセージをお願いします。

**田中** 大麻の精神面への悪影響として、いわゆる薬でラリっているようなイ
メージだけじゃなくて、認知機能が低下するとか、勉強ができなくなると
か、仕事が続かないとか、うつの症状とも違う大麻使用による特有の精神
症状がどの程度出現するのかが明らかにされなくてはいけないと思いま
す。そのなかで、大麻使用の是非を議論すべきですし、僕はこれからも、
大麻に慎重な立場から考えを述べていきたいと思っています。

# 生きづらさを抱える人たちの1つの選択肢として、大麻は役に立つの？

精神科医
松本俊彦 ✕ 新見正則

私の考えは…

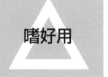

　私は、大麻および大麻成分由来の医療的、ならびに産業的な活用には肯定的です。一方、嗜好的使用に関しては賛成でも反対でもありません。大麻の健康被害や依存性がアルコールやたばこを上回る水準とは到底思えませんが、アルコールやたばこがそうであるように、やらないに越したことはないと考えています。しかし、その自己使用や少量所持を犯罪化することには反対です。

## 大麻によるデジタルタトゥーと前科

**新見**　依存の専門家である松本先生の視点から、大麻がかかえる社会的な問題点について、まずは簡単に教えていただきたいと思います。

**松本**　2023年夏に日本大学のアメリカンフットボール部の寮で大麻が見つかり、部員が逮捕されました。ショックだったのは実名と顔写真が報道されてしまったことです。時期が前後して、少し前に警察官が大麻で捕まりましたが、実名は出ていませんし、もちろん顔写真も出ていません。

**新見** その警察官は当然、成人ですね。

**松本** はい、成人です。私は、これはどうかと思います。**実名と顔写真の公開はまちがいなくデジタルタトゥーとして残ります。**

　覚醒剤については、本当に悲惨な成育環境に生まれてきた人が、捕まったことによって、逆に人生の立て直しできるケースが結構あったことは事実です。しかし、大麻の場合にはかなり社会的に達成した方たち、それから若い人たちが多いです。

　私自身は精神科医として、前科のある人やデジタルタトゥーが残っている人たちを診療していますが、**我が国では前科というものは、生きるうえで1番のネック**になります。

　忘れないでほしいのは、例えば暴力犯罪、性犯罪でも被害者と示談が成立すると起訴はされない。しかし、**薬物の場合には示談する相手がいないので、ほぼ100%起訴**されます。

**新見** 相手が国だから。

**松本** はい。そういう意味で、薬物犯罪をどのように扱うのか。行動も含め、量刑も含め、どのように扱うのか。それはぜひ、みんなで考えていただきたい問題だと思います。

## 大麻の基本を確認

**新見** 改めて確認させていただきたいのですが、大麻に関しては、基本、致死量はない。ものすごく飲んだら別でしょうが、基本的にはない、でよろしいですか。

**松本** そうですね。

**新見** 身体依存もないですか。

**松本** そうですね。大麻に身体依存がまったくないとはいえないですが、身体依存自体は病的な現象ではありません。それをいったらアルコールは身体依存が結構強いです。**そもそも身体依存そのものは中枢神経に作用する薬すべてに生じる生理的な現象なので、身体依存に関して議論する必要はあまりない**と私は思います。

**新見** 未成年が大麻を使うことは、やはり要注意ですか。

松本　さまざまな研究のなかで、**未成年から使うとさまざまなメンタルヘルスの危険因子になることが明らかになっています**。ただ、**未成年のうちからハードに大麻を使う子たちの多くが、実はそもそもメンタルヘルスの問題を抱えていたり、さまざまなトラウマ被害に遭っていたりするので、はたして因果関係としていえるものなのかどうかはわかりません。**とはいえ、そういった結果もあるので、未成年に関しては、厳しく規制するべきだと私は思います。

新見　そうすると、18歳なり20歳なり21歳なり、ある程度の年齢以上の人が処方箋をもらって大麻を使うことは当然問題ないですね。

松本　私はそう考えています。**処方箋をもらい、あるいは国が専売する格好で、使用をかなりコントロールして、反社会勢力の人たちが密売することがないようにする。**これも未成年を守るためには必要ではないかと思います。

## 生きづらさを大麻によって克服できる人もいる

新見　大麻推進派の先生方のなかには、なんでも大麻で治るというようなことをおっしゃるかたもいます。松本先生が知るなかでは、大麻はどんな領域に有効でしょうか。

松本　不眠あるいは不安を抱えている方たちのなかには、大麻が有効な方がいます。それから、ある種の発達障害、特にADHDの方たちのなかにも、もしかしたら大麻がマッチするかなという方がいます。あとは、何よりもトラウマを抱えている方たちです。虐待とか性暴力被害とかでの苦しみが、大麻によって少し落ち着く方もいるかと思います。

新見　今日は「生きづらさ」がテーマですが、たしかに最近の世の中は生きづらいですね。いろいろな情報により、人と比べてしまうし、情報が多すぎて不幸だと思う人もいます。そうした**生きづらさを克服するのに大麻が役に立つ**ということですか。

松本　正しくは、「役に立つ人もいる」ですね。すべての人に役に立つというほど、大きな風呂敷を広げるつもりはありません。ただ、心配なのは、現状では大麻を所持することは犯罪ですし、最近になって、使用することも犯罪とする使用罪も創設されてしまいました。もちろん、健康でいまの

人生に満足している人の多くは「使ってはいけない」といわれたら、やめることができると思います。

　しかし、隠れて使っていて、繰り返し何度も捕まる人たちほど、実はさまざまな生きづらさを抱えている。なかでも**虐待やハラスメントなどを受けている、1 番しんどくて、1 番濃厚なメンタルヘルス的な支援が必要な人たちが逮捕によって、かえって支援が受けられなくなってしまい、その前科により、ますますスティグマタイズされ、社会から排除され、生きづらくなってしまう。**これはなんとかしなければいけないと思います。

## ▍大麻はあくまで 1 つの選択肢

**新見**　生きづらさがある人に関して、大麻よりも有効なものはないのでしょうか。

**松本**　1 番は人との関わり、つながりだと思います。理解者やサポーターに囲まれていれば、もしかすると大麻はもう要らないという人がいるのではないかと私は思います。私は大麻という植物がいかなる支援にも優先して有効であるというつもりはありません。ただ、そういったサポーターにどれぐらい巡り合える人がいるのかということです。

　**人間の支援はコストが 1 番高いのです。**そうなったとき、**一部の人はローコストな支援として、害のない化学物質によって少しホッとできる**というか。我々はお酒とかたばことか、あるいはコーヒーやお茶といったカフェインとかで、なんとかしんどい日々を乗り切っています。そういった意味合いで大麻という選択肢があるのかもしれません。

**新見**　大麻が 1 つの選択肢になればよいということは僕も大賛成です。**大麻の罪が激烈に重すぎる**という意味ですね。

**松本**　そうだと思います。大麻が一体どのような有害性を引き起こすのか、そのエビデンスに関してはまだ十分な検証がされているとはいえません。どちらかというと過度に誇張された迷信のようなものが、あたかも真実にように扱われています。ただ、どこまで安全かということのエビデンスもまだまだ十分とはいえない気がしています。

　よしんば大麻を使うことにより、なんらかの害が長期的に引き起こされ

るとしても、例えば交通違反ならスピード違反とかシートベルトをしていないと大きな事故につながるから、スピード違反を取り締まります。これは交通罰として行政罰として扱っています。少なくとも、それは刑事罰ではありません。事故を起こして人を傷つけたならば刑法に抵触するかもしれませんが、交通罰はあくまで事前に守るためのものです。それが**大麻の場合にははじめから刑法が適用される**。これは少しやりすぎではないかという気がします。

## ゲートウェイ仮説とハーム・リダクション

**新見** 大麻反対派の人たちはゲートウェイドラッグになることを、大麻反対の1つの御旗にしています。大麻をきっかけに、覚醒剤などほかの薬物の入り口になるという。それに関しては実際のところ、どうですか。

**松本** 大麻が違法とされている国では違法なものの系列というか、販売者自体が反社会勢力なので、同じ入り口になってしまうわけです。しかし例えば、コンビニエンスストアのたばこコーナーと同じところに大麻があったら、はたしてどうなるか。入り口が異なっても、ほかの違法薬物につながるか。まずはそこを想定する必要があると思います。

　ひとまずそれはおいて、いま国際的な研究としては、アメリカの有名な薬物依存に関する研究所（National. Institute on Drug Abuse：NIDA）は、**ゲートウェイとしての大麻に疑問を呈し、むしろアルコールやニコチンこそがゲートウェイではないか**、といっています（https://nida.nih.gov/publications/research-reports/marijuana/letter-director）（参照日 2023/12/11）。

　我が国の状況も、例えば「犯罪白書」によると**未成年の大麻取締法による検挙者はどんどん増えていますが、覚醒剤取締法違反による検挙者はどんどん減っ**ています。もしもゲートウェイであったら当然、覚醒剤も増えていかなければいけないのに、下がっています。私自身も20年以上、少年院に定期的に行って少年たちの診察をしていますが、本当に覚醒剤を使う子は少なくなりました。だから、逆にハーム・リダクションが成り立ってしまっているような複雑な気持ちになります。

## 大麻で死ぬことも離脱症状もないけれど、コントロールは必要

**新見** 松本先生に2つ確認です。先生がこれまで長くご覧になった間で、大麻をたくさん摂取して死にそうになった人は1人でもいましたか。

**松本** それはいません。私がみた限りでは。

**新見** もう1つ。捕まって大麻を取り上げられて、いわゆる離脱症状というか、身体依存が出た方はいるのでしょうか。

**松本** それもいません。

**新見** いないのですね。

**松本** はい。

**新見** わかりました。それならば、大麻を嗜好用としてお酒やたばこと同等の扱いにするのも問題なさそうでしょうか。

**松本** それは国がきちんとコントロールする必要があると思っています。製品にしても THC の濃度、品質管理のようなものも含め、無許可販売のようなものをきっちりとコントロールすることが条件だろうと私は思います。そのなかに、例えば医師による処方箋というようなことを入れてもいいのかもしれませんが、医学的な管理下に置くことがいいのかどうかに関しては、少し悩むところがあります。

## 医師ですら大麻について知らない

**新見** それは、医学的管理下では必要な人に届けづらいという意味でしょうか。

**松本** 海外であればわかりませんが、そもそも日本の場合には現状、はたして医師が大麻のことをどれぐらい知っているのかという問題がまずあります。そういう意味では、**医学的な管理をするほど医師は大麻に通じているのか**。その疑問から、私は医学的管理下ということに少し躊躇します。

**新見** 僕は外科医時代や、疼痛管理をしていたときに、オピオイドやモルヒネをほとんど知らずに出していました。大麻もそんな感じではいけないのでしょうか。

松本　それも1つの手かもしれませんが、私自身、いま薬物依存症を専門としながら医者の仕事をやっていて思うのは、医学部のなかで依存性薬物に関する勉強があまりにも少ないということです。

新見　たしかに僕も医学部で教わったことはありません。もっとも僕は数十年前ですが（笑）。

松本　これは本当に全然なされていません。アルコールやたばこを含め、ベンゾジアゼピンもそうです。我々医師は治療の必要があり、一定程度依存の危険があるものに関しても、使っていかなければいけない立場だと思います。そういう意味で、ベネフィットとリスクのようなものに関して、情報をもっともつべきだろうと思います。

## 大麻で病院に来る患者は少なく、医師が知るのは偏った例

新見　大麻について書かれた本も、医療関係では成書がありませんね。

松本　というよりも、我が国の多くの平均的な医師は大麻について知らないと思います。もっといえば、私自身も薬物依存症を専門とする医師でありながら、比較的最近まで大麻についてよく知りませんでした。

新見　それをおっしゃると先生。僕なんて大麻は「ダメ。ゼッタイ。」の1側面しかないと思っていました。

松本　なぜかそうなるかというと、大麻単独の依存症とか精神病性の障害で治療を求めて来る方はきわめて稀です。しかし、我々国立精神・神経医療研究センターの薬物依存研究部が行っている一般地域住民を対象とした調査で、違法薬物の生涯経験率が1番高いのは大麻です。

新見　そうなんですね。

松本　海外に行って使っている人たちは結構います。しかし、病院に来る薬物依存症の患者さんたちのなかでは、大麻は非常に少数派です。1番多いのは覚醒剤だし、次にベンゾジアゼピンだし、次に市販薬で、大きく遅れて大麻です。我々は大麻ユーザーのなかの偏った少数例をみて、これまで「大麻とはこうだ」と断定してきました。「大麻精神病がある」というけれど、たくさんの大麻ユーザーたちと会ってみて、そういう症状は、**大麻精神病ではなく統合失調症なのだと気づかされます**。

　そういう意味では、日本の医師のなかには大麻について成書を書けるような人がいない。また、大麻の依存性について基礎研究をしている人も少数いますが、あれは規制当局からの研究助成をかなり受けて研究をしています。だから、利益相反という点では疑義が生じると思います。

## 若者の間でなぜ大麻がはやるのか

**新見**　大麻は若者の間で結構はやっていると報道されていますが、大麻のほうがたばこやお酒よりも何かいいことがあるのでしょうか。未成年の反抗であれば、たばこやお酒でいいような気もします。

**松本**　いまはたばこもお酒もやらない子がすごく増えています。

**新見**　それはどうしてですか。

**松本**　わかりません。ダサいということかもしれません。

**新見**　大麻はかっこいいのですか。

**松本**　かっこいいといっても、まず、煙がけむたいとか臭いとかという点では、大麻もたばこと同様です。少しだらしなくなってしまう点でも、たしかに大麻もいくらかそうだろうと思います。ただ、あえてお酒やたばこと比較して、大麻のメリットをいえばですが、お酒ほどだらしなくならないし、その後どうしようもない状態になることも少ないのはたしかにあるかと思います。そして、たばこほど依存性が強くないです。

**新見**　大麻とたばこを比較したときに、たばこほどは依存性が高くない証拠はあるんでしょうか。

**松本**　はい。摂取してから脳内の濃度が高くなるまでに、たばこの場合には5秒から、遅くとも15秒です。大麻の場合には5分ぐらいかかります。速ければ速いほど、依存形成性が強いです。だから、誰がなんといおうと、たとえ国がそんなことはないといっても、絶対にニコチンのほうが依存性は高いです。

　つまり、嗜好品として、嗜好物質に振り回される度合いが少ない点では、たぶんたばこよりも大麻のほうがいいんです。「物質に支配されない生き方」という点では、もしかすると大麻のほうがアルコールやたばこよりもまさっている点があるのかもと推測します。

JCOPY 88002-928

## アメリカにおける大麻規制と緩和の経緯、そして日本

**新見** 海外では大麻が合法化された国が数ヵ国あって、アメリカも半数近くの州で嗜好用も合法化されています。しかしこれは、規制ができないからしょうがなく合法化しているという意見がありますがどうでしょうか。それとも、利益があるから合法化しているのでしょうか。

**松本** まず1つは、利益があるからだと思います。それから、政治家が若い層の支持を集めるためにやっているところも、いくらかあるのだろうと思います。

　アメリカの大麻政策を議論するうえで我々が1番忘れてはならないのは、そもそもなぜ米国が大麻を規制したのかということです。

　背景としてはまず禁酒法が廃止になり、アルコール捜査官の雇用をつくらなければいけなかったという問題があります。それから、メキシコの移民に対する偏見、ヒスパニックの人たちに対する偏見です。それから、黒人のジャズミュージシャンたちが白人女性たちの人気を集めた。これに対し、白人男性がすごく危惧をいだき、そして反戦運動を行うヒッピーたちはみんな大麻を吸っていた。

　そういうことで、**アメリカにおける有色人種に対する差別感情のようなものと、大麻への過度の規制は歴史的に見事に合致**しています。大麻の濫用実態や健康被害があってさまざまな犯罪が増えたから、米国が大麻の規制に踏み切ったわけではないのですね。こうした規制の発端を知っていると、やっと普通になったといういい方もできるのではないかと私は思います。

**新見** そうすると、世界では大麻を解禁というか、不当な規制をゆるめていく方向にどんどん向かっているのに、日本は「ダメ。ゼッタイ。」を依然として続けていて、激烈な厳罰が下されている現状ということですね。

**松本** そうですね。これは危険です。これから日本は旅行客、観光客で食べていくしかない。そのときに、海外の多くの主要国とは異なる政策をやっていると、弊害のようなことや、経済的な損失がありうるのも少し気になりますし、将来、外交問題に発展する恐れもゼロとはいえないと思います。

## いまの日本で大麻についていえること

**新見** しかし日本における大麻の問題は、麻薬取締官にしても警察官にしても粛々と職務をこなしているだけです。立法は国会議員だし、司法判断するのは裁判官なり検察官の仕事です。すると、我々がいまできることは「いまは大麻は超厳罰だからやるなよ」というメッセージをまず送ることでしょうか。

**松本** どうでしょうか。たしかに、大麻を愛好している方たちに「我が国で大麻を使うことの 1 番の害は逮捕されることだ」とはよくいっています。健康被害に関しては、なかなか語るべき言葉がないような気がしています。

**新見** 健康被害はほぼないということですか。

**松本** それを断定するのはどうかと思います。コーヒーでもお茶でも害はあるので。

**新見** 少なくとも、たばこやアルコールよりも大麻はよさそうだという感じでいいですか。

**松本** **依存性に関してはたばこよりも少ない。内臓障害に関してはアルコールよりもはるかに少ない。**これが、たぶん医学的に慎重ないい方だと思います。

**新見** 逆の質問をすると、大麻のほうがたばこやアルコールよりも悪いことは何かありますか。

**松本** もともと精神医学的に脆弱な方、すでに統合失調症になっている方に関していえば、病状が悪化する可能性があると思います。

**新見** それは、たばこやアルコールではないですか。

**松本** たばこやアルコールでも実はあります。

**新見** その頻度は大麻のほうが高いんでしょうか。

**松本** 数値がないのでなんともいえません。

**新見** わかりました。そうすると、**大麻がほぼ安全だという意見にも少し疑問がある**わけですね。

**松本** そうですね。**個体の脆弱性によってはアルコールでもおかしくなる方が**

いるのと同じで、大麻でもおかしくなる方は少数いると思います。

## 大麻使用罪がはらむ問題点

**新見** 今度は使用罪のことをうかがいます。麻薬四法で、ほかの三法には
みんな使用罪があるわけですから、使用罪は当然だろうという意見は出る
と思います。そこはどうでしょうか。

**松本** 厚生労働省も検討会のなかでそういっていました。「ないのは不自然
である」と。ただ、国際的にみると、所持罪はあるけれど使用罪はないの
が、先進国のなかでは普通です。

**新見** それは、ほかの四法もですか。

**松本** そうです。覚醒剤もです。だから、逆にいえば、仮に**診察室で「違法
薬物を使った」と患者がいって、医師が通報するなんていうことは海外では
ありえない話**です。そもそも犯罪を構成しないので。使用罪があることは
むしろ異例であることを最初にいっておきたいと思います。

　私は市中の大麻使用経験者に関するネット調査を行ったことがありま
す。回答者の多くはかなりのヘビーユーザーでしたが、大麻取締法で捕
まったことがある人たちは 8.7％しかいなかった。逆にいえば、使用罪が
できたら、残りの 9 割の方たちが捕まる可能性があります。

　その方たちはどんな方たちかというと、まず 10 歳代、20 歳代、30 歳代
前半の若年者であること。そして比較的高学歴で、95％の方が仕事をもっ
ています。それぞれ社会に貢献している方たちですが、使用罪はこの方を
前科者にしてしまう。しかも、**将来ある若者たちを前科者にしてしまうこと
の日本としての社会的な損失**はいかがなものかと思います。**使用罪ができる
ことの 1 番の危惧**はこれです。

## 規制はイタチごっこのはじまりで、緩和は死ぬことの回避

**新見** 使用罪は、大麻を部位別規制、それから成分規制にするのと取引のよ
うな形ですね。この部位別規制や、成分規制についてはどうでしょうか。

**松本** 実は困ります。我が国で認可されている CBD 製品も高濃度になると

尿検査で THC が出てきたり、CBD もアルコールや酸で処理すると THC 類似物が出てきます。使用罪の気配が濃厚になるにつれ、やはり大麻類似物がたくさん出てきて、国は慌てて規制をしています。2023 年 8 月からは THCH が規制されました。

　そうすると、今度はまた新たな脱法的な大麻類似物質が出てきています。完全にイタチごっこで、これは、我々にはデジャブというか既視感があります。10 年前に脱法ハーブが流行したときに、まさにこれと同じことが起きて、規制されては新たな物質が出てきました。今回もきっと、どう考えても元の大麻よりもはるかに危険なものが出てきます。これを食い止める必要もあると思います。

**新見**　ところで今回は「生きづらさ」がキーワードですが、大麻は生きづらさを抱えている方が死なないための 1 つの選択肢になる。害がほとんどなさそうなもので、死ぬ方が減るのであれば、医療者としては規制するのではなく認めたほうがいい、ということですね。

**松本**　そうですね。もちろん、短期的には生き延びるけれども長期的には健康を害するのは、すべての嗜好品に関していえることです。お酒に関してもそうですし、たばこやカフェインなどもそうだろうと思います。

　我々が忘れてはならないのは、例えばネイティブアメリカンとかアボリジニといった先住民族の方たちは、自分たちの土地と名誉を奪われることにより、アルコールのハイリスク集団になっていったわけです。しかし、見方を変えれば、**お酒によって死ぬことを回避しえた**ともいえるわけです。**そのお酒よりも内臓障害や依存性がより軽いもので生き延びられる人がいるとするならば、それも人類の選択肢の 1 つとして残しておくことはあってもいいのかと思います。**

## 診察室の守秘義務と、待合室の公共性

**新見**　あとは僕の医療者としての質問ですが、僕は診察室のなかで聞いたことは、いっさい漏らさないし、警察にも告げません。例えば、人をあやめたり、それに近いことをしたり、薬物をやっていようが、いままで通報したことはいっさいないのですが、なかには通報する人もいます。先生の意

見はどうでしょうか。

**松本** 医師の守秘義務は刑法により定められている非常に重たいものです。もちろん、公益性を考えなければいけないときもあります。例えば、誰かに関する殺人予告とか自殺の予告に関しては、その人あるいは誰かの命を守るために、必ずしも守秘義務が貫徹されるわけではありません。ただ、**薬物の使用に関しては守秘義務を優先すべき**であると私は思います。

　これは医療だけではありません。相談とか教育とか、守秘義務を重視しないとどうにもできない職種の方たちがいます。そういった場合には、私は守秘義務を優先することは選択肢として、常に「あり」だと思います。その意味でも日大アメフト部の件では「なぜ大学が告発しなかったのか」という非難が集まった社会情勢に、非常に強い危惧をいだいています。

**新見** 先生は本当にたくさん薬物使用者の方をご覧になっていると思います。警察なりに伝えたことはありますか。

**松本** それはないです。

**新見** 1例も。

**松本** 1例もないです。

**新見** ということは、先生のところに行けば少なくとも漏れないですね。

**松本** はい。ただし、くれぐれも待合室で、違法薬物をほかの人に売りつけないでください。これは本当に、お願いします（苦笑）。

　診察室の守秘義務は非日常の空間です。待合室は社会一般の場所、公共の場所と同じだと思ってください。治療環境を守る責務もあるので、待合室での売買は勘弁してほしいと思います。

**新見** たくさんご覧になっていると、そういうこともあるとは。いや、驚きました。

## 薬物がやめられない人に必要なのは刑罰ではなく支援

**新見** 松本先生が、今回のテーマでもある「生きづらさ」に関して発信されたいことはなんでしょう。いまのこの日本の、特に若い方の生きづらさ。

**松本** 社会全体が不寛容になっていると思います。そして、何か仮想の敵をつくることにより誰かをたたく。薬物はそういった道具にしばしば使われ

ています。薬物で問題を起こしたことで、その人の全人生、全実績が否定
されてしまう風潮があります。

　もっとその人そのものを、人の生きざまをみてほしいと思います。**薬物
は枝葉の問題であり、人の人生をそこまで大きく変えるものではない**と思い
ます。もっとニュートラルな目で薬物の問題をみつめてほしい。そして、
**なかなかやめられない人ほど深刻な生きづらさを抱えている**ということ。そ
の人たちに対しては**刑罰や辱めが必要なのではなく、支援が必要**なのだとい
うことを強調しておきたいと思います。

**新見**　最後に、家族なり友達なり知人が大麻をやっていることがわかった
ら、我々はどうすればいいのでしょうか。松本先生のところに行け、とい
えばいいですか。

**松本**　そうですね。1回、話を聞きに行ってみろ、と。本当に治療が必要か
どうかもよくわからないので、こういうおもしろい専門家がいるから1回、
話を聞きに行ったらということを提案していただければと思います。

# 大麻は科学的に何がわかっていて、何がわからないの？

薬理学研究者
## 野崎千尋 ✕ 新見正則

私の考えは…

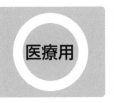

医療用

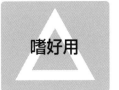

嗜好用

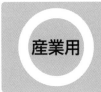

産業用

医療用は、モルヒネなどの医療用麻薬と同じ扱いで考えています。
　嗜好用は、お酒やたばこよりもっと厳しい regulation あるいは traceability は必要になると思いますが、それが日本のシステム上、可能かどうかはわかりません……（個人的には不可能だと思っていますが）。

## 向精神作用をもつ薬物研究の現状

**新見**　今回は、サイエンティストとして大麻の基礎研究をしている野崎先生です。

　まず、野崎先生。大麻の研究をしている人は、世界でも日本でも少ないのですか。

**野崎**　大麻に限らず薬物としてひっくるめてしまっていいと思いますが、多くはないです。ただし、オピオイドに関しては、麻酔科はペインコントロールでモルヒネを使っているということと、あとは最初に見つかった薬

物が、モルヒネあるいはケシだったこともあり、よく研究はされています。

　何しろオピオイドは役割も大きかったけれど、害も大きかった。その代表格がヘロインですが、結局、薬物中毒になってしまう人たちがすごく増えてしまった。それをどうにかしなければというところからスタートしているので、研究者も多いですし、ものすごく研究されていますが、大麻はそうでもなかった。そういう意味では、**大麻研究はマイノリティといえばマイノリティ**です。

**新見**　薬物というのは、日本では麻薬四法にかかわるものということですか。ざっくりした定義で教えてください。

**野崎**　そうですね。いわゆる向精神作用をもつもの、と読みかえていただいても結構です。アルコールも私にとっては薬物です。

**新見**　向精神作用とは心に作用するもの、という感じでいいですか。

**野崎**　そうです。酩酊感であるとか、なんらかのたのしさであるとか、ハイであるとか、そういう感じです。

## 大麻の基本について科学者の立場から

**新見**　大麻の基本的なところからうかがっていきます。まずは、大麻を吸うなり、飲むなり、食べるなりするとどんな作用があるのか、教えてもらえますか。

**野崎**　私自身が経験したことはないので、あくまで「いわれています」になってしまいますが、よくいわれているのは「気分がよくなる」「興奮していた気持ちが落ち着く」ですね。アルコールは落ち込んでいた気持ちをワーッと上げる、もしくは普通の気持ちをたのしくしてしまうような感じですが、大麻は少し違って、本当に落ち込んでいるのをフラットにして、少しだけ気持ちよくして、**死にたいけど生きていてもいいか**というようになる。逆に、ものすごく怒り狂っていたり、感情の整理がつかないようになっていたりしたのを、**フーッと落ち着かせて抑制していく**感じです。ほかにポピュラーなのは**鎮痛効果**ですね。

**新見**　続いての質問は大麻に致死量はあるか、です。これぐらい食べたり吸ったりすると死んでしまうよ、という量はありますか。

JCOPY 88002-928

野崎　それをいい出したら、なんにでも致死量はあるだろうという話になります。

新見　もちろんです。水にだって致死量がありますが、量がすごく多いのか、ほんの少しでも死んでしまうのかを知りたいんです。

野崎　かなり高いです。そういう意味では安全性は高いといわれています。

　　ちなみに一時、モルヒネも天井効果はない。要するに、どれだけ出してもいいという話がありましたが、モルヒネは副作用として、例えば気道平滑筋が緩んでしまい、息ができなくなることもあります。そういう二次的な作用で死んでしまうこともありますが、モルヒネそのものに毒性はない。それと同じ形で、**大麻も急性毒性のようなものは、基本ない**です。

新見　「基本ない」で大丈夫です。「基本」をつけます。

## 大麻とアルコールとたばこなどを科学的に比較

新見　大麻の依存のことを簡単にうかがいます。精神依存はどんなものでもあると思いますが、大麻の身体依存はどの程度ありますか。

野崎　身体依存はきわめて少ない、低い、といわれています。

新見　身体依存もなく致死量も比較的膨大となると、世のなかにある薬剤の、いわゆる気持ちよくなるもののなかでは、比較的安全なほうに入りますか。

野崎　そうです。

新見　では、大麻より安全な薬物はありますか。

野崎　それは何をもって安全と呼ぶのかになってしまうんですが……。

新見　ざっくりでいいです。少なくともたばことアルコールよりは安全ですか。

野崎　たばこはニコチンといういい方をしましょう。ニコチンであれば血液に入った瞬間に死ぬので、あれは明確に毒物です。

　　アルコールもアルコールそのものの作用でシャットダウンしてしまい、意識を失うところまでいってしまう。意識の混濁を通り越えるところまでいきます。

　　大麻はそこまではいかないという意味では、安全といえると思います。

　ほかには、例えばカフェインです。コーヒーのなかのカフェインは、これも薬物といっていいもので、オーバードーズすると心臓発作を起こして死ぬこともあります。

　大麻はそういう危険性がないとはいえないけれど、そこまでの明確な危険性はいまのところ知られていません。なので、**大麻が1番とはいいませんが、いまある普通の食べ物として口に入れることができる、いわゆる薬物になるもの、もしくは薬物と比較すると、安全性は高いといえる**と思います。

## カンナビノイドは大麻以外からも出る

**新見**　大麻の成分のカンナビノイドとは、大麻にしかないものですか。

**野崎**　単純に大麻草の英語名であるカンナビスから見つかったからカンナビノイドというだけです。例えばコケなどの植物にもあります。

　カンナビノイドにしてもオピオイドにしても定義は難しいですが、オピオイドもケシすなわちオピウムから見つかったアルカロイドだからオピオイド、というのが最初です。そのオピオイドがくっつく受容体が見つかると、オピオイド受容体。カンナビノイドがくっつく受容体は、カンナビノイド受容体です。そこに今度は、作動薬なり拮抗薬なりカンナビノイド受容体やオピオイド受容体がくっつく物質がまた別に見つかったよ、となると、それらもオピオイドなりカンナビノイドといえてしまいます。

　なので、「広義のカンナビノイド」というのであれば、いろいろなものが含まれます。「狭義のカンナビノイド」として、大麻草（カンナビス）からとれるものしか認めないとしても、いくらかはほかの植物からも同じ種類のカンナビノイドがとれるのではなかったかな。

**新見**　ちなみにカンナビノイドは100種類以上あるというのは問題ないですか。

**野崎**　そうですね。見つかっていないものもいろいろあるといわれているので、とりあえず100種類以上という感じです。

## CDBにも副作用はある

**新見**　カンナビノイドのなかで有名なのはCBDとTHCですが、THCには

向精神作用があり、CBD にはざっくりいえば向精神作用がないというのは合っていますか。

**野崎** ざっくりならそのとおりです。

**新見** CBD は、いま食品などとしてネットでも買えますが、CBD の危険性は何かありますか。

**野崎** いまのところ、毒性についてははっきりとしたことはいわれてはいません。ただ、副作用的なものはいろいろ見つかっています。ニュアンス的には、aversive effect といういい方が 1 番近いかな。

**新見** 副反応と訳せばいいですか。

**野崎** aversive effect は「よろしくない作用」というような感じです。

**新見** つまり、いろいろな反応がある。

**野崎** **CBD もそのよろしくない作用である aversive effect があること**は知られています。気持ちが悪くなる。膨満感が出る。しんどい。アレルギー的なものもある。と、ちらほら聞きます。

　おもしろいのはてんかん治療に使った場合、一般的な抗てんかん薬と同じような希死念慮の発現がみられるとか。

**新見** そうしたらエピディオレックスもそうなるわけですね。

**野崎** らしいです。そういう cross-sectional study があって、いわゆる抗てんかん薬の副作用ではなく、てんかん発作を抑えると希死念慮が出るというような話なんですが（Pauli, C.S. et al. : Front Pharmacol, 11 ; 10.3389/fphar. 2020. 00063, 2020）。

## ▌2 大カンナビノイドである THC と CBD の不思議

**新見** カンナビノイドのなかで THC はなんだか悪者っぽくなっていますが、THC が少し入ったほうが薬理作用というか、心の作用にはいいという人もいます。THC のイメージはどんなものですか。

**野崎** **THC が加齢による認知低下をリストアしてくれる**という報告が 2017 年にあり（Bilkei-Gorzo, A. et al. : Nat Med, 23（6）; 782-787, 2017）、大騒ぎになりましたが、同じグループがその続きをやったなかで、おもしろい話が 1 つあるんです。CBD と THC を 1 : 1 にしたら THC のベネフィット

な効果が消えてしまった。CBDを入れたら、認知機能のリストア効果が強くなるのではないかと思ってやってみたのに、むしろ消えたという報告です（Nidadavolu, P. et al.: Front Aging Neurosci. 2021 (13) 10. 3389/fnagi. 2021. 718850, 2021）。

**新見**　つまり、まだまだTHCもCBDもわからない。

**野崎**　そうです。ただそもそも私にはCBDを入れてみた理由がわからないところがあります。なぜ混ぜたのか（笑）。

　推測ですが、要するに大麻全草で考えた場合、メジャーなカンナビノイドがTHCとCBDで、だいたい同じぐらいの量がある。その両方を入れたら全草に近いものになってよりよいのではないか……ぐらいの感じでやったのではないかと、勝手に思っています。

　ただ、THCがあるほうがいいよね、といっている人たちはたくさんいて、はたからみていると、それは単なるTHC単独の作用ではないかというようにしか思えない。そこにCBDを入れる必要は1つもないのではないかという感じがします。

**新見**　THCの効果を求めるなら、THC単独でいいわけですね。CBDと一緒の必要はない。

**野崎**　はい。少しだけ納得できた理屈は、CBDがTHCのaversive effectを少し抑えてくれるというもの。要するにCB1のアンタゴニストとして、そうはいってもすごく薄いですが、アンタゴニストとして働くこともあるのです。そういう感じでTHCのよいところだけが残っていいのではないかというようなことをいっているのをみて、それはあるかもしれないぐらいのことは思いました。ちなみにサティベックスは、THCとCBDが1：1です。

## カンナビノイドとその受容体の関係性

**新見**　経緯としてはカンナビノイドがあって、その受容体が見つかったと。ところで、すべての種類のカンナビノイドが、同じ受容体に働くのですか。

**野崎**　**カンナビノイドは基本的にはただの植物のテルペンというか、ポリフェノールなので、カンナビノイド受容体だけに行くことはないです。**そもそも

CBD はほとんどカンナビノイド受容体に行きません。

**新見**　カンナビノイドがあって、いわゆる受容体もあるけれど、レセプターは 1：1 関係にはないんですか。カンナビノイド以外もカンナビノイド受容体に作用するし、カンナビノイドもほかの受容体に作用しますか。

**野崎**　カンナビノイド、といういい方であれば、本当にいろいろなところに行きます。あちこちどこでも何にでも行きます。

**新見**　CBD と THC に限定したらどうですか。

**野崎**　THC は CB1 受容体によく行きます。結局、なんでカンナビノイド受容体が見つかったかというと、THC がくっつく受容体を知りたかった。そして見つかった。THC はすでにカンナビノイドときちんと定義されていたので、それがくっついたからカンナビノイド受容体というだけです。

## カンナビノイド受容体は生物にとって必須ではない

**新見**　僕はオックスフォード留学でサイエンティストをしていたとき、マウスの手術がとても上手だったんです。なのでサイエンティストである野崎先生にもぜひマウスについてうかがいたいのですが、なんと、カンナビノイド受容体をもたないノックアウトマウスがあるのですね。

**野崎**　はい。

**新見**　カンナビノイドが THC と CBD の 2 つがメジャーなように、受容体にも種類がありますか。

**野崎**　CB1 受容体と CB2 受容体の 2 種類ですね。

**新見**　その 2 つを両方ノックアウトした、ダブルノックアウトマウスもありますか。

**野崎**　一応います。

**新見**　それは生まれるのですか。

**野崎**　生まれます。

**新見**　ということは、**カンナビノイド受容体というのは、けっしてめちゃくちゃ重要な経路ではない**ということになりますか。

**野崎**　とんでもなく重要というわけではないと思います。生物の生存に必ず必要かといわれたら No です。1 番の証拠としては、世界には**カンナビノ**

**イド受容体を一切もたない動物種が普通にいます**。しかもその動物種は世界で最も多い動物種で、要するに昆虫です。昆虫はカンナビノイド受容体をもちません。

　麻の葉っぱを食べている昆虫に「みんなカンナビノイドが好きだね」なんていわれるけれど、そんなわけあるかと。受容体がないのに何をいっているのか（笑）。

　ちなみにカンナビノイドの進化学を研究している人がいて——これがなんと GW ファーマ、エピディオレックスをつくっている会社のなかの人なんですが——その人が進化学の研究をやって、おもしろい結論に達しています（McPartland J.M. et al.：J Evol Biol, 19（2）；366-373, 2006）。

　生物は、まずシグナル物質・脂質メディエーターとしての内因性カンナビノイドをもち、その後に受け手である受容体をもち、ところがその受容体が進化の間に消えた。要するに昆虫に進化する前のところで、受容体のようなものは見つかっているけれども、どうやら昆虫のところでなくしたらしい。進化的に削除してしまうことをやっているのですね。

新見　それはすごくおもしろい。


## サイエンティストの目線から大麻は医療や産業に使えるか

新見　THC と CBD がカンナビノイドのメインという理解は、ざっくり合っていますか。

野崎　合ってます。

新見　今後、この 2 つにどんな展開があるかわからないけれども、医療用に対する野崎先生のご意見はどうでしょうか。サイエンティストとして。

野崎　ちゃんと操れるのであれば、**やれるものならやってみろ、という印象**はあります。

新見　上手に使え、ということですか。

野崎　上手にというか、ドラッグデリバリーシステム（DDS）も含め、うまく活用できるものなら活用してみてください、という感じですかね。DDS、つまり、薬効を狙い通りに狙ったところに効かせることができるのか。上手に使えるのだったら、上手に使ってみてほしい。先程もいった

とおり、カンナビノイドは受容体だけに行くわけではないし、CBD にいたってはカンナビノイド受容体にほとんど行かない。それを上手に使うのは、結構難しいよ、という。

**新見** なるほどわかりました。では、産業用大麻はどうでしょうか。

**野崎** そうですね。いまは CBD も THC も何もつくらない麻、ヘンプの品種が実際にあるので、それで解決だろうと思います。

**新見** ヘンプは大麻のくせに CBD も THC もつくらないのですね。

## 嗜好用を使うなら、大麻について語れるだけの知識の土台を

**新見** 嗜好用はどうですか。

**野崎** 嗜好用のモデルとしては、ドイツを考えています。例えば、ドイツは嗜好用にしてもなんにしても大麻は全部、薬局でしか買えない。普通に一般流通はしません。

　ドイツではそもそも薬を買うための窓口は結構厳しく、薬剤師の力がかなり強い。日本でも薬剤師と話はしますが、ドイツでは「薬に関してはこちらのほうが知っているのだから」という自負が薬剤師にすごく強いです。

　だから、そこできちんと会話できないといけない。**使用する側がどういう形で、どのように使ってうんぬんと、きちんと説明をできないといけない**。もちろん薬剤師もそれに対応するだけのものをもっているわけです。そういう、きちんとしたゲートがあります。誰でも簡単にアクセスできるようにはなってない。もし日本もそのようにできるのなら、いいのではないかという感じです。結局は管理が不可欠です。決して**野放しにフリーアクセスにしていいものではない**。

## 子どもに大麻は NG だが、高齢者には役立つ可能性も

**新見** たばこ・アルコール・カフェインと比べてもカンナビノイドは科学的に安全だという話でしたが、未成年者に対してはどうですか。

**野崎** 子どもには絶対おすすめしません。

**新見** 野崎先生の「絶対」はめずらしいというか、いまはじめてですね。そこまでいうのはどうしてですか。

**野崎** 特に THC は**子どもに対しては動物実験、ヒトの実験、いろいろ全部ひっくるめて、確実に、脳の神経の発達が悪くなる**とはっきり出ています。

**新見** では、エピディオレックスが登場したのは、てんかんと子どもの脳の障害をシーソーにかけて、というか、比べれば使ったほうがいいよね、という意味ですね。

**野崎** てんかんで死ぬのに比べれば、まだましでしょう。ただ私がよくいっているのは、例えばサティベックスでもなんでもいいですが、薬を使って症状がよくなりました、でも、知的障害が残りました。さて、その知的障害はてんかんが元でしょうか。はたまた薬が元でしょうか。どちらでしょうかという問いに、一体誰が答えられますかという。

**新見** たしかに。

**野崎** これで知的障害が残ったとしても、親にとっては、子どもは生き残る。放っておいたら死ぬかもしれない。明日にも死ぬかもしれない。それが生きられた。それで OK なら、それはそれでもちろん OK です。しかし、いまいったような切り分けは難しい。

**新見** ドイツのように薬剤師がしっかり説明する環境があれば、子どもには絶対使うなよ、というのをみなが理解するのも当たり前になるわけだ。

**野崎** 薬剤師を介さないといけないのも、それがあります。まず、きちんと年齢を聞かれます。日本は、お酒は 20 歳以上でないと駄目だといいますが、そのあたりも向こうは非常に厳しいです。ID をもっていないと絶対にお酒も大麻も買わせてくれない。まぁ、明らかにご高齢のご老人だったら不問のときもあるみたいですが。

**新見** 明らかにご老人というのは、僕よりも上の人ぐらいだったら大麻の悪影響はない、平気ということですか。

**野崎** むしろ私としては、慢性の疼痛や認知機能に対して、ランダム化比較試験（RCT）をやってほしい。実際に RCT を老人ホームなりでできたらおもしろいのに、と思っています。

JCOPY 88002-928

## 大麻がなんにでも効く可能性のカラクリ

**新見**　先生はサイエンティストとして、どんな症状にカンナビノイド類は効きそうだと思いますか。

**野崎**　いまあまり適用されていませんが、1番期待したいのは疼痛、痛みです。モルヒネなどのオピオイドが効かない痛みはたくさんあります。特に慢性疼痛はそうですが、長く長く続いて、オピオイドでもコントロールができない。そういうもののヘルプになったらいいなと、すごく思います。

**新見**　大麻の大推進派のなかには、なんでも治る、万能薬のようなことをおっしゃる人もいます。その辺はどうですか。

**野崎**　疼痛がいい例だと思いますが、長年すごく痛いのが消えて、代わりに、少しだけ吐き気が出たとします。何か食べると吐き気が起こるようになってしまった。でも、それまで何十年と苦しんできた痛みは消えました。という話になったら、たぶん「治った」といってしまいますね。

**新見**　いいますね。

**野崎**　ということだと思います。先ほど医療用大麻に対して私がいった「やれるものならやってみろ」というのは、そういうことです。**カンナビノイドの受容体の難しさは、全身どこにでもあるところ**です。ものすごく広く、どこにでもあります。オピオイドよりも、もっともっと分布しています。ミトコンドリアにも入っているという話まであります。**つまり、シンプルにコントロールが難しい。**

**新見**　何が起こるかわからないのですね。

**野崎**　そうです。人によってはどこかのカンナビノイドの受容体が多く、どこかのカンナビノイドの受容体が少ない。だから結果としていい効果が出ることもあれば、逆もまたしかりで、十分ありうる話です。その辺のコントロールがかなり難しいな、というのが結構長いことカンナビノイドの薬理研究をやってきての感想です。

## 大麻が役立つ人、役立たない人はわかるのか

**新見** その人それぞれのカンナビノイド受容体の有無や場所はわかりませんか。残念ながら西洋医学、薬学では受容体はほとんどわかっていませんが、**この人ならカンナビノイドは効きそうだとか、わからないものでしょうか。**

**野崎** 仮説的な感じで、クリニカル・カンナビノイド・デフィシエンシーという考え方はあります。要するに逆です。ノンレスポンダーというか、血中の内因性カンナビノイドが少ないから、こういう病態が出ているのではないか、とする考え方はあります。

そもそもの話ですが、血中のカンナビノイド、血中に限らず髪の毛とか唾液とか、いろいろなところで測り方が試行錯誤されています。それがとても難しい。すぐ分解されてしまうので、いま現在、体のなかでどうなっているかをそこでストップして測ることはきわめて難しい。細胞であれば簡単で、それは細胞ならばどれだけ早くても 24 時間後に変わる程度だからです。しかしカンナビノイドはあくまでも脂質です。しかも量が非常に少ない脂質でもあるので、これを正確に測るのはかなり難しいと思います。

カンナビノイドの測定については、1 つ面白い事実があります。カンナビノイド研究のためのプロトコルのような本が発行されました（Maccarrone, M. ed：Endocannabinoid Signaling：Methods and Protocols. Springer, 2016）。そうしたら、内因性カンナビノイドの測定の仕方だけでチャプターが 3 つあって、しかも違う著者がそれぞれ、こういうやり方もある、ああいうやり方もあるとやっています。本当にカンナビノイドの測り方だけです。ほかの研究法に関しては、エキスパートの人が 1 つチャプターを書いているだけなんです。

## わかっていないことが多いから記録が不可欠

**新見** 先生のお話をうかがっていると、**カンナビノイドは未来もあるかもしれないが、もしかしたら悪いことも起こるかもしれない**んですね。とにかく、**まだわかっていない**から。

野崎　そうです。

新見　だから、まず慌てずにしっかり研究を進めてからやろうね、という感じでいいですか。それとも、まず使ってしまえばいいのかな。危ないことが起こるかもしれないが、使ってみよう、ドーン。と。

野崎　まずエピディオレックスが OK になった背景は、病気が待ったなしであるからだと思います。きちんと海外で使われた実績があって、待ったなしの病気で、かつ副作用もある程度までデータが蓄積されていて、というのならやっていいのではないでしょうか。

　　　ただし、そのレコーディングは絶対に必要です。患者さんの既往歴も含め、どういう飲み方をするかも含め、かなり詳細な記録が絶対必要だと思います。医師なり医療機関なりがみっちり2人3脚でやっていく必要があります。そこに厚生労働省も加えていいと思いますし、そのようにやっていかないと、たぶん変な方向に行くだろうと危惧していますし、一方でそれができるなら使っていってもいいと思います。

## セルフメディケーションや酒量コントロールもできないうちに大麻は早すぎる

新見　世界には嗜好用も OK にしている国や地域もあるのだから、日本もさっさと解禁して自由に大麻が使えるようにしようというのは、サイエンティストである先生としては No ですね。

野崎　それは、海外をみてきた人間として、日本人というものをみてきた人間として、サイエンティストとして薬理学研究を続けてきた人間の端くれとしていわせてください。「なし」です。

　　　理由はいたって簡単です。**日本人はセルフメディケーションが下手すぎる**からです。

新見　**自分でコントロールできない**という意味ですか。

野崎　はい。自分でコントロールすることに対しての意識が非常に希薄です。新しいものがあったら、新しいからという理由だけで飛びついてしまう。それっぽいものがあったら、それっぽいものがあるという理由で飛びついてしまう。**自分できちんと考えて、自分にはこれがこういう理由で合っているといえる人がきわめて少ないのが現状だと思います。**それができて

はじめて、大麻を自分で使っていくことも成り立つ。

**新見** 早急な解禁はとんでもないということですね。

**野崎** 少なくともお酒を飲んで、その辺で寝っ転がっている人たちがたくさんいる時点でアウトです。お酒を飲むなら、自分のリミットぐらいわかっていろよ、ということです。家に帰れなくて、その辺でぽてっと寝てしまうのは人として違うでしょう。それは人ではない。

**新見** そしてそれを許す社会ですものね、日本は。

**野崎** そうですね。その辺を含めて、私は日本人は薬のコントロールが下手だと思っています。

## 反対派も賛成派もまずは立ち止まって

**新見** 最後に読者へのメッセージをお願いします。

**野崎** 大麻が万能薬であると信じたい気持ちもわかりますし、人をヘロヘロにする薬物だから嫌だという気持ちもわかります。ただ、**反対派と賛成派の議論をみていると、同じ土俵に立っていないな**、というのが私の印象です。同じ土俵で同じような武器を持ってお互いに闘ってはじめて議論は成り立つはずです。

例えば大麻でも薬物でもなんでもいいですが、本人もユーザーで、絶対これを使ったらいいといっている人たちに、アカデミアなり公的研究機関で研究している人はいない。反対派には多いです。しかし、反対派の人たちも反対派の人たちで、どうして反対なのかを明確にいえる人は意外と少ない気がします。

**新見** たしかに。

**野崎** 仮に感情的でもいいんです。例えば「身内が薬物使用者に殴られたから、反対だ」といわれたら、「そうね、それは駄目だわ」となります。でもそういう「それは嫌いになるのも納得だ」といえるものをもっている人は意外と少ない気がします。賛成派も反対派も、どちらも過熱しがちですが、1度立ち止まってまずはきちんと考えられるようになったらいいと思います。

JCOPY 88002-928

# 大麻由来医薬品を薬剤師が扱うとき

薬剤師
中山今日子

　「大麻」と聞くと思考停止に陥り、大麻に関する知識が乏しいにもかかわらず、大麻は麻薬の一種で、薬物乱用や依存の象徴と身構えてしまいます。大麻には精神活性作用があり、世界中の多くの国で法的に制限されていますが、医療用での大麻利用が認められている国もあり、特に痛みや吐き気の緩和、食欲増進などの効果が注目されています。私は、最近まで大麻にすばらしい医療効果があることを知りませんでした。大麻に含まれる主要成分のTHCやCBDには、てんかん発作を制御するための神経保護や抗炎症作用があるそうです。大麻由来医薬品のエピディオレックスは、特定のてんかん症候群の治療薬として米国FDA（食品医薬品局）にて承認されています。ほかに有効な治療法がない難治性てんかんやその他難治性疾患の症状緩和などに大麻が有効であれば、大麻由来医薬品として医療利用すべきです。

　大麻の成分が、疼痛管理、てんかんの治療、がんの副作用の緩和など特定の医療目的で許可された場合、現行のモルヒネなどの麻薬と同様に厳格な管理と規制が必要となると思います。薬剤師は、医師により大麻処方箋が適切に発行されているか確認したうえで調剤し、患者さまに対して大麻の効果、副作用、相互作用などに関する情報を提供します。また、大麻の適切な使用方法や保管方法などについてのアドバイスを行うことも重要です。

　最近では、合法な咳止め薬などによる薬物乱用が問題となっています。日本人は大麻など不正薬物に対する拒絶感は強い一方、法律の範囲内で入手できる処方薬や市販薬の乱用に対してはハードルが低いような印象をもっています。大麻は身体への悪影響がない、身体依存がないなどの情報も氾濫していますが、大麻の有害性は特に成長期にある若者の脳に対して影響が大きいことも報告されています。正しい知識で適正に大麻由来医薬品が使用されるためには、ゲートキーパーとしての重要な役割がある薬剤師が、大麻について正しい知識で判断できるように学ぶことが大切ではないでしょうか。合法な大麻由来医薬品で薬物乱用問題などが起こらないようにしたいものです。

# 6 大麻取締法はいま、そして今後はどうなるの？

弁護士
菅原直美 ✕ 新見正則

私の考えは…

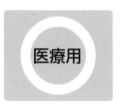 医療用 ◎
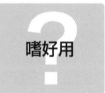 嗜好用 ？
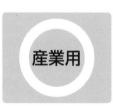 産業用 ◎

　嗜好用については、日本社会では「違法薬物」としての嫌悪感やマイナスイメージが依然として強すぎると感じており、すぐに合法化は難しいのではないかと思います。大麻がもつ薬理効果や利用価値など、社会や個人に与えるよい面すら、現に違法とされているために評価しにくくなっているようにも思います。

　大麻を社会のなかでどのように取り扱うか、あらゆる面からエビデンスに基づいた冷静で建設的な議論が必要だと思います。

## 薬物事件を扱う弁護士として実感していること

**新見**　今回登場の菅原先生は、薬物事件もたくさん扱っている弁護士の先生です。大麻と法律についていろいろと教えてもらいます。

　まず、大麻について基本的なところをうかがっていきます。

　大麻の致死量は膨大で、思いっきり食べても死ぬことはまずないようです。反対派の人に聞いても賛成派に聞いても致死量はほとんどなくて、身

体的な依存もなく、どうやら大麻はお酒やたばこよりは安全そうだというのが共通意見のようですが、先生はどう思われますか。

**菅原** 私自身は大麻を使用したことがないので、自分の経験としてはわかりませんが、弁護士としては刑事事件を多く取り扱っており、大麻の所持で捕まった方だけではなく、覚醒剤の関係で捕まった方、処方薬依存とか、いろいろな薬物依存の方をみています。そのなかで、最も私生活が壊れず、日常生活を普通に営んでいる方が多いのは、大麻使用の方です。たしかに**大麻は、身体や社会的スキルに影響が少ない**のではないかと、経験上思います。

**新見** **これまで出会った大麻を吸っている人のほとんどは普通の人ですよ**という意味ですね。

**菅原** そうです。少なくとも私がお会いした方のほとんどは、先生や私と同じように普通の日常生活を送っている方です。

## 大麻所持剤で捕まるとどうなるか

**新見** 大麻は「ダメ。ゼッタイ。」運動のなかで啓発される違法薬物の１つに入っているから、捕まるとすごい罰則というか、見せしめというか、マイナスになります。その辺に関して、弁護士の立場から何かありませんか。

**菅原** 最近は警察から職務質問を受けて、そのときに大麻を持っていたから捕まったという方が多いです。

**新見** 大麻所持罪があるから、持っていれば捕まってしまうのですね。

**菅原** そうです。職務質問で「何か持っていないか、見せてください」といわれ、大麻が出てきて、そこで捕まる方が多いです。**捕まる瞬間まで普通に仕事をしていて、家庭も平穏で、社会生活に問題がなかった方が、捕まった途端に犯罪者になってしまう。ギャップがすごく大きい犯罪**だと思います。

　周囲の見る目もガラッと変わって、モンスターや理解できない相手を見るような扱いをされます。

　起訴されて裁判所に行くと、裁判官・検察官から厳しく「違法なのに、なぜやっているのか」と責められます。初犯であればほとんど執行猶予がつきますし、覚醒剤に比べれば刑務所に入る期間は短いですが、有罪判決

が出ればその方の前科になってしまうので、**個人の人生に与える影響は、非常に大きい**と思います。

**新見**　いまのは「大麻はお酒やたばこよりも安全だが、見つかって捕まると面倒くさいから、やるなよ」というメッセージでいいですか。

**菅原**　少なくとも私はやらないですね……。でも、大麻を吸っている方はもしかすると、捕まればひどいことになることをわからずに使っているのではないかとも思います。**刑事手続きに乗ることが、人生に与える影響がかなり大きいことはお伝えしたいです。ただ、それが正しいかどうかは、別の話**かな。

**新見**　大麻所持罪の罪が重いとか、軽いとか、不当に重すぎるとか、そういうことは別にして、「少なくともいまは犯罪だから、捕まってしまうと皆さんが思っているよりも人生狂いますよ」というメッセージは大事ですね。

**菅原**　そういったところはあります。司法の現場にいると感じるところです。

## 逮捕や勾留が人生に及ぼすリスク

**新見**　俳優さんなどが大麻で捕まって役を降ろされたり、過去の作品がお蔵入りになったりという報道はありますが、大麻の使用者全体的にはどういう方が多いんでしょうか。

**菅原**　本当に普通の方です。普通にお勤めされている方とか、大学生とか。その辺を歩いている方と同じような日常を送られている方だと思います。

**新見**　そういう方が捕まると、途端に家庭崩壊し、会社は続けられなくなり、学生だったら就職できなくなるのでしょうか。その辺をざっくりお聞きしたいです。僕はまだ、大麻で捕まったらどうなるのかというイメージがどうにも湧きません。周りに捕まった人もいないから。

**菅原**　**日本で逮捕されて勾留されると、最長20日間、警察署で身体拘束されます。**その間、学校にも仕事にも行けないから、「なぜ来ないのか」という話になります。なんとかごまかす方もいるかもしれませんが、有名企業勤務だったり公務員だったりすると警察が発表して、捕まったことが報道さ

れてしまう方もいます。

　また、家族に知られてしまうというデメリットもあります。家族に内緒で使っていた方が、捕まったことをきっかけに、例えば婚約破棄になってしまう。例えば信頼を裏切ったと扱われて人間関係が壊れてしまう。

**新見**　僕は医療従事者の立場から、大麻はたばこやお酒よりもはるかに安全だと思っています。大麻の非犯罪化には反対ですが、軽犯罪化ぐらいがいいと思います。いまはとにかく罪が重すぎると思います。

　でも、それは国会で決まって浸透するまでに時間がかかるから、むしろいまは**「大麻で捕まっても大したことはないよ、みんな騒ぎすぎだよ」**ということをPRしたほうがいいのかな。

**菅原**　そういうPRを日本でできるかというと、なかなか難しいかもしれません。**違法薬物として「ダメ。ゼッタイ。」という非常に強いメッセージが、長い期間社会に発信されてきた影響は大きい**と思います。大麻に関して、たばこと大差ないという人もいますが、たばこを吸っていたことがばれたぐらいで人間関係は破綻しないと思うんです。大麻は違法薬物であるという悪印象が異常に強いです。大麻のよい面、薬理効果などの面を社会に浸透させないと、おっしゃるようなイメージの変容は難しい気がします。

**新見**　イメージが変容するまでは、捕まったらとんでもないことになるから、「ダメ。ゼッタイ。」は、ある意味、いい続けたほうがいいんでしょうか。

**菅原**　そこはまた、難しい……。

## 「ダメ。ゼッタイ。」を1度よく考えてみよう

**新見**　「ダメ。ゼッタイ。」を先生はどう思いますか。

**菅原**　私自身は「ダメ。ゼッタイ。」は大嫌いです。大麻を使う方には使う理由があると思います。私はアルコールが好きですが、ギャンブルは苦手です。嗜好品は、自分に合う合わない、それをやるとリラックスする、むしろイライラする、という個人差があると思います。

　私の周りにはアルコールはどうしても受けつけない、飲んだらすぐに頭が痛くなるという方が結構多いです。そういう方は、もしかしたら大麻の

ほうが合うかもしれない。

　ささやかなリラックス効果のために大麻を使いたいという方、仕事や家庭などのあらゆる社会的なストレスから自分を守るために使っている方が、いまも結構いると思います。そういう方に、**「捕まったら大変なことになるからやめなさい」**といっても、**違法だけれどもわかっているけれども、それでも必要としているという、現実のなかでは響かないのではないか**、という気がします。

## 駄目だとわかっているけれど、やめられない人たち

**新見**　僕の患者さんに万引きをやめられない人がいます。そしてほんのちょっとの万引きでも結構な罪になってしまいます。

**菅原**　クレプトマニア（窃盗症）ですね。

**新見**　こういう患者さんには「万引きをすると結構な罪になるから、やってはいけないよ」としかいえないと思っています。万引きはまだお店に被害があるけれど、大麻は私生活にも周囲にも影響を及ぼしてすらいないかもしれない。被害者がいないといわれるとおりです。それでも捕まったら大変だから、「大麻をいまやると大変な罪になるよ」というメッセージを送るしかない。

**菅原**　そうですね。いまの疑問へのストレートなお答えになるかどうかはわかりませんが、私も窃盗症といわれる方々を多く担当しています。おっしゃるとおり、ロレックスとか宝石とかすごく高いものを盗るわけではない。ボールペンとかおにぎりとか数百円レベルのものです。しかし累犯といって、何度も繰り返していると数年単位で刑務所に入らなければならないという強いサンクション、つまり罰が与えられます。大麻の実情と窃盗症は似ている気がします。

　そういったときに「窃盗は駄目だよ、大麻は駄目だよ」といったとしても、もう既にやっている方々には効果がないというか。「駄目だというのはわかっています。でも、やめられない。必要です」とおっしゃる方に、はたして何ができるのか。

## 「駄目」という代わりにできること

**新見** そういう方たちに、菅原先生はどうされていますか

**菅原** 1つは、精神科のクリニックでそういった治療やケアを提供しているところが増えてきているので紹介します。**大麻以外のもので、いま大麻で得ているリラックスや癒やしが代替できないか。「駄目」というだけではなく、代わりになるものを一緒に考えていく。**駄目だとわかっているのになぜ使うのかというところに、いったん寄り添う。

「寄り添う」といういい方もおこがましいですが、膝を突き合わせて一緒に考えないと意味がないと思います。おっしゃるとおり、クレプトの問題と非常に似ているかもしれません。

**新見** ところでこの対談は医療従事者以外に一般の方も読むと思います。読者には実はいま大麻を使っている人もいるかもしれません。その人がもし捕まったら、菅原先生に弁護をお願いできるんでしょうか。

**菅原** それが実は私はいま大学院に通っていて……。弁護士業を少しセーブしているんです。でも、依存症の方や、依存しつつも日常生活を送っている方に思いを致して弁護活動をしている仲間はいるので、そういった仲間に、おつなぎすることはできると思います。

**新見** わかりました。菅原先生から誰かそういう人を紹介してもらえると、この本を出したかいもあります。

## 大麻に関する司法の今後を考える

**新見** 大麻の罰が重すぎることについて、どんな対応が必要だと思いますか。

**菅原** 使用罪よりも、大麻の非犯罪化が必要ではないかと私は思います。

いま日本で大麻の所持は違法ですが、海外では自己使用目的の微量所持は罰しない方向に大きな流れとしてはきています。それはなぜかというと、1つは司法手続きに乗ることのダメージが大きいということ。それからもう1つは、そのほうが再犯率や公衆衛生の観点でよい状態になるとい

う結果が出ている国もあることです。海外では多角的で政策的な方向で非犯罪化、ハーム・リダクションをやっています。**日本ももう少し多角的な視点で——この本がまさにそうかもしれませんが——エビデンスに基づいた刑事・政策的な視点から、考えていく必要がある**のではないかと思います。

**新見** 微量とおっしゃったように、非犯罪化しているカナダでも、たくさんの大麻を持っていると捕まっていますね。

**菅原** そうです。海外でも営利目的を疑わせるようなグラム数を持っている場合には罰せられます。

**新見** わかりました。ところで弁護士の先生からしても、子どもが大麻を使うのは駄目だと思いますか。

**菅原** どうでしょうか。いくつぐらいの子どもを想定されているのかわからないので……。

**新見** 15歳以下ならどうでしょう。

**菅原** たばこは、まず健康によくないだろうと思います。ただ、自傷行為をする危機にあるお子さんがいて、**大麻の使用がイコール自傷行為になっているのであれば、それは罰ではなく、きちんとしたケア的な介入が必要では**ないかと思います。

## 職務質問は偏見そのもの

**新見** 次に先生にお聞きしたいのは職務質問についてです。**僕は職務質問をもっとガンガンやってほしいんです。そのほうが安心して暮らせる**じゃないですか。

でも職務質問はとんでもないという人が結構います。僕は警察がしてくれるのは大賛成なんですが、どうですか。

**菅原** たぶん、**新見先生は職務質問をされたことがない**ですよね。

**新見** ないです。でも外国ではあります。

**菅原** 日本ではないですよね。私もないんです。**職務質問はバイアスがすごくかかってるんです。例えば外国籍に見える方とか、タトゥーなどの外見で人を判断し、狙い撃ちで職務質問しています。**

本当は、職務質問は任意で、それに答えなければいけない義務はありま

せんが、警察官2人ぐらいに「何をしているの。持っているもの見せて」といわれ、「見せません」と答えれば、さらに疑われてしつこく対応されてしまう。

　職務質問を受けた人は、嫌な思いをしていることが多いです。職務質問を受けてうれしい、というのは聞いたことがないです。職務質問では何を見つけようとしているかというと、大麻などの薬物、あと最近は刃物です。キャンプに行こうとしている人がナイフを持っていて、職務質問で「これはなんだ」といわれるような世の中になってきています。

　例えば、いまアルコールは合法ですが、仮にアルコールの問題行動とかアルコールに悪い薬理作用があって犯罪が増えたとかいうことになってくると、今度はアルコールを買っているだけで、「何をしているの」といわれるようになるかもしれません。**警察がターゲットにしようと思うもの、もしくは社会防衛的にテーマを設定したもの次第で、いまは無関係の人にもすぐ矢が向く可能性がある**ということです。

　大麻を使用しない人にとっては、職務質問があることは安心かもしれないけれど、警察がそういう恣意的なことをすること自体の危険性を、私は弁護士としてどうしても感じずにはいられないんです。

**新見**　なるほど。僕が職務質問をされたことがないのは、見た目のおかげ、それもいまはただターゲットではないというだけにすぎない。

**菅原**　きちんとした見た目の人はされない。でも、それもすごくバイアス的で差別的な感じがして嫌ですね。

**新見**　でも、賢い人はそもそも職務質問される格好はしてないでしょう。

**菅原**　だいたいはそうですね。ただ、ここ最近は大麻の検挙率を挙げるためなのか、若い人、特に若い男性には手当り次第職務質問しているような印象も、私はもっています。本当にたまたま職務質問を受けてしまったという人もいますね。

## 大麻を使用する人はほかの違法薬物には手を出したくない

**新見**　よく「大麻自体は別に問題ないけれどゲートウェイドラッグになるから、駄目だ」という人がいます。たしかに僕が売人だったら、大麻にほか

の麻薬を混ぜて売ると思う。先生、そのあたりはどうですか。

**菅原** 私の弁護活動を通じた経験のなかでは、大麻がゲートウェイドラッグになった事案はないです。

**新見** ないのですか。

**菅原** ないです。逆に大麻を使っている方はほかの違法薬物には手を出したくない。覚醒剤は使いたくない。つまり、**自分がリラックスしたいとか、いまの日常を大事にしたいと考えるレベルの方が多く、より強い薬理作用がある、例えば向精神薬とか覚醒剤にはいきたくないから大麻を使っている。ソフトドラッグで抑えたいという方が**、多いです。

**新見** そのコメントは貴重ですね。**先生の経験では、大麻がゲートウェイドラッグになった人は1人もいません**よ、といっていただけるのは、すごくいいと思います。

## 大麻の合法化か、非犯罪化か

**新見** そうすると、やはりストレスが多い社会を生きるために、たばこやアルコールのように大麻も合法化したほうがいいのではないでしょうか。

**菅原** そこは社会的な嫌悪感が強すぎるので、いきなり**合法化はやはり難しいのではないか**と思います。

　ただ、違法であっても使っている方が非常に多いし、害が少ないことが臨床でわかっているのであれば、まずは**違法であっても自己使用目的の微量所持は非犯罪化を検討しはじめてもよいのではないか**。そして、様子をみて最終的には嗜好用の大麻を解禁するかどうかを慎重に議論してもいいとは、思います。

**新見** 僕は大麻のことをたくさん勉強したので、**合法化と非犯罪化の違いが**わかりますが、1年前の僕はわからなかったと思います。「どうせ両方認めているのだから同じではないか」という感じです。具体的に教えてもらえますか。

**菅原** 法律家的な言葉使いかもしれませんが、いきなり合法化はハードルが非常に高いと思います。**非犯罪化というのは、違法ではあるけれども重罪にはしない、逮捕されたり裁判所に送られたりすることはない**、というもので

す。未成年の喫煙などがわかりやすい例で、没収はされるけれど、それだけで少年院に送られることはありません。

　法律でも、私たちの用語では「死文」つまり「死んだ条文」といういい方をするような、「あるけれども使われないという条文」があります。いまの状況のなかで、世界的にも大麻の嗜好利用を認めたうえで、適正な使用をコントロールしていくところに方向づけるのであれば、まずは日本でも非犯罪化をしたうえで、社会のなかに、大麻にはこういう薬理効果があるとか、こういう意味でエビデンスがあるとか、そういうことを丁寧に伝えていく必要がある気がします。

**新見**　そうすると、先生に聞かなければならないのは、**非犯罪化するためのステップはどうすればいいのか**、ということです。誰かが非犯罪化と決めるのか、どうやって非犯罪化にするのか。それが僕にはわからない。

**菅原**　いろいろなバリエーションがありますが、海外では警察や検察の段階で、この内容であれば起訴しないという形で運用しているところが多い気がします。「ダイバード」といって、これは法律をつくらなくてもできることです。ただ、日本のいまの警察や検察がそれをするとはとても思えないので、非犯罪化自体も、いまの日本ではハードルが高いかもしれません。

## まずは冷静に偏見や誤解をなくすところから

**新見**　では非犯罪化も、絵空事でしょうか。この対談の結論として、僕たちは何をめざせばいいのか。非犯罪化もしにくい。合法化はもっと難しい。何もできないでしょうか。

**菅原**　今日、結論は出ないと思いますが、1ついえるのは、大麻というものをもう少し冷静にみていく。社会も、専門家も、冷静にみていく必要があります。「これは違法だから駄目」とか、「これはアルコールよりいいから合法」という単純思考ではなく、冷静に議論したうえで大麻への偏見や誤解を解いていく必要がある気がします。

**新見**　わかりました。結論は出ない、出せないのが、今回わかったことです。最後に読者へのメッセージをお願いします。

**菅原**　そうですね。いまの日本は大麻が違法で、そして司法手続きは非常に

厳しいです。なので、大麻でない合法なものを選べるとしたら選んでほしい。でも合法な処方薬や市販薬の過剰摂取で倒れて、犯罪に至っている人もいるから、どちらがいいのかわからないですね……というのが、私のメッセージかもしれない。

**新見**　いまの日本で大麻はすごく人生のマイナスになる。「捕まったら大変なことになるから、やるなよ。少なくとも絶対に持ち歩くなよ」と僕も思います。

## 7 麻薬取締官は大麻のことをどう思って取り締まっているの？

元厚生労働省麻薬取締部
捜査第一課長

廣畑　徹　✕　新見正則

私の考えは…

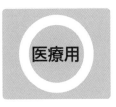　　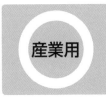

　大麻の成分である THC は精神毒性・依存性が強く、それゆえに麻薬及び向精神薬取締法で麻薬として指定されています。大麻の取り扱いに関して、法律で厳しく制限されてきたのにはこうした理由があるわけで、しかしそれが難病などの治療に役立つのなら、医療用医薬品としては認めるべきです。逆に、健常者が嗜好目的でその成分を摂取することは、麻薬施用同等の行為にあたるので、罰して濫用を防止するしかありません。

　日本固有の大麻は THC の濃度が極端に低く、また、大麻文化は日本に根付いてきた文化でもあり、産業用の大麻の取り扱いに関しては緩和すべきと考えます。

## 麻取は世界の状況をどうみているか

**新見**　今回は元麻薬取締官（以下、麻取）の廣畑徹先生の登場です。

　先生さっそくですが、麻取の方々は、いま現在の法律に則って違法薬物の取り締まりを行っているわけですよね。でも、大麻に関しては、世の中

では結構解禁されている国やら地域やらがあるわけです。**麻取の方々にも、大麻はそろそろ解禁にしていいのではないかという意見はあるんでしょうか。**何人か、ごく数人でも。

**廣畑** ありません。**絶対ないです。**

**新見** 絶対ないですか。

**廣畑** 絶対ないです。

**新見** そうですか。

**廣畑** **嗜好用大麻は絶対ない**です。

**新見** 世の中で解禁してきているという情報を耳にして、麻取の皆さんはどう思われていますか。結構な国が解禁していますよね。嗜好用のものも。

**廣畑** それは大麻に害がないから解禁しているのではなく、ほかにいろいろな問題があるから、その代償として渋々ながら大麻を解禁せざるをえないような状態になっているのだと思います。

**新見** 簡単にいうと、**「もう大麻を取り締まっていられないから、解禁にしたほうがいい」**という感じですか。

**廣畑** それもあります。例えばアメリカでしたら、毎年10万人が薬物で死んでいて、そのうちのだいたい7万人くらいが、合成オピオイドで亡くなっているのですよね。そうした薬物で死んでいく人たちの命を助けるために、死に至るオピオイドよりはまだよいということで、大麻を解禁したのもあります。そしてもちろん、**大麻からの税収にも期待が大きい**です。

## 大麻使用者を取り締まってきた立場からみた大麻

**新見** 大麻は基本的に致死量が膨大で、身体依存性もほとんどないことはまず間違いないと思いますが、そんな大麻でも麻取の人たちからみると駄目ですか。一体どこが駄目なんでしょうか。

**廣畑** まず、大麻の主要成分である THC は麻薬及び向精神薬取締法（以下、麻向法）に指定されている麻薬です。米国の連邦法でも麻薬です。つまりそれだけ精神依存が大きいのです。すぐにはわからなくても、いずれ精神依存に陥ってしまい、やがては人生を棒に振る人も出てきます。

**新見** でも、精神依存はたばこやアルコールにだってありますよね。たばこ

やアルコールが OK なのに、なんで大麻が駄目なのだという意見に対して
は、何かコメントはありますか。

**廣畑** 麻薬と指定された成分を摂取すれば、被害の度合いがたばこよりは確
実に大きいと思います。

**新見** え、大麻のほうが大きいのですか。

**廣畑** 大きいです。

**新見** そうなんですか。僕はたばこよりもはるかに少ないという意見のほう
が多いと思っていました。

**廣畑** それは間違いだと思います。

**新見** わかりました。ではアルコールと比べるとどうでしょう。

**廣畑** 使い方にもよりますね。アルコールも使い方によっては人体に危害を
かなり及ぼしますが、それでもやはり大麻の危害は大きいと思います。

**新見** 廣畑先生のご意見は、**大麻は、アルコールやたばこよりも人に対する危
害が大きい**ということですね。それならば、たしかに規制したほうがいい
ですよね。

**廣畑** そうです。だから、**規制する法律もできているのだと私たちは信じてい
ます。**

**新見** ただ、先生。信じるといっても、間違っている法律もある…あるかも
しれない……ですよね。

**廣畑** 時代にそぐわなくなってきた法律というのも、なかにはあります。**大
麻取締法もいろいろ検討のうえで、使用にペナルティが課せられるように
なったのは当然の流れ**だと思います。

## 大麻の主成分 THC はずっと麻薬の扱い

**新見** せっかく日本はこんなに違法薬物使用者が少ないクリアな国なのに、
いまさらなんで大麻を解禁するんだ、という意見と、アメリカなりカナダ
なり世の中には大麻 OK にしている国や地域があるのだから早く解禁して
くれよ、という意見がありますが、率直に先生はどちらに賛成ですか。

**廣畑** それはもう、解禁は、駄目です。

**新見** ところで、薬物四法で規制されているのは、ヘロインとかアヘンとか

大麻とか覚醒剤とかありますが、そのなかで危ない順番はありますか。

**廣畑** あると思います。

**新見** 1番危ないのはどれでしょうか。

**廣畑** アヘンと覚醒剤と麻薬は、法律的に3つ違いますからね。薬物全体のなかでということですか。

**新見** どれが1番危ないのかと思って。だって、先生、ヘロインは世界でも認められていないでしょう。

**廣畑** ヘロインは製薬会社が製造することですら世界中で禁止になってます。ヘロインは最も危険な薬物の1つですが、さらに危険な薬物も相当数あります。

**新見** でも大麻は一部の国や地域でOKじゃないですか。そういうグラデーションは世の中になんでもあって、黒と白の濃淡でいうと、僕は大麻は白いほうではないかと思うんです。

**廣畑** そんなことないと思いますよ。

**新見** 大麻も相当黒いと。

**廣畑** 大麻は戦後にGHQが大麻取締法をつくる前、印度大麻が麻薬とされていた。**戦前の嗜好用大麻の扱いは、麻薬規制令による麻薬**です。

**新見** そうなんですね。

**廣畑** そして大麻取締法ができて、麻薬から大麻取締法で部位として規制される「大麻」になったのですよね。「火のないところには煙が立たない」ではないですが、悪くもないものに、そういう法律があるとは私たちは思ってないですからね。

　そもそも、主成分のTHCは麻向法に麻薬として成分指定されています。ただこのTHCの定義は大麻のTHCを除外しているのですね。おそらく当時は麻薬農家も多く、衣類などの大麻製品を一般の人が用いることも多かったので、除外したのではないかと思います。大麻に使用罪をつくらなかったこともこれが原因と思われます。

　尿からTHCが検出されても捕まらないのもこれが理由です。しかし体内に摂取したのは麻薬THCであることは間違いないのです。大麻も2023年11月に参議院で可決された改正法以降は、麻向法で取り締まることになったのは理にかなっています。

## 「違法薬物の摘発は麻取のポイント稼ぎ」という説は本当か

**新見** 世の中には「麻取はポイント稼ぎとして違法薬物の使用者を捕まえているのではないか」というようなことをいっている人もいますよね。そこは実際のところどうなんでしょう。

**廣畑** 「ポイント稼ぎ」っていうのはどういう意味でしょうか。なんのポイントになるのか……。

**新見** たくさん捕まえたら出世するという意味です。

**廣畑** そもそも麻取は1人で捕まえるわけではないです。チームで動いて、チーム全員でやるので、そういう**点数主義は個人の出世には関係ない**です。

**新見** 麻取にいた廣畑先生だからいえることですね。世間の噂は事実ではないと。ちなみにこれも噂ですが「麻取は、捕まえやすい相手だけ捕まえて、捕まえにくい相手や、おっかないところには行かない」というような話もあります。チームで動くなら、そんなことも関係ないですか。

**廣畑** 関係ないです。大麻解放論者の人たちは、吸いたいけれど捕まりたくないという気持ちから、あたかも捕まっているのは弱い者だけだ、というようなことをいいますね。むしろ麻薬取締官のほうは、組織的な密輸・密売事件を解決して、違法薬物の根絶に力を尽くしたいと考えてます。

## 大麻が違法とされる現在におけるイメージ

**新見** 使用者をたくさん捕まえてきた廣畑先生からみても、大麻の身体依存はない、ということで大体いいですか。ただし、精神依存は激しい。

**廣畑** 精神依存と身体依存について、私は研究者ではないからよくわかりませんが、大麻のオーバードーズで死に至ることは、ほかの違法薬物——ヘロインとか覚醒剤とか——に比べたらたしかに少ないと思います。

**新見** フェンタニルに比べても全然少ないというか、ないですよね。フェンタニルはかなり問題になって報道されていますが、大麻で死んだというのは報道で聞いたことないので。

**廣畑** そうでしょう。だから、アメリカもいくつかの州では大麻を認めたの

だと思います。ただ、アメリカも連邦法では違法ですからね。

**新見**　僕は法律を守ることは大賛成ですが、いま大麻が違法とされている状況について僕のイメージだと、**「見晴らしがよい、広い太い道路に『一旦停止』の標識がある。そこに車が全然来ていないから止まらなかった。しかし違反だから捕まえる」**こんなふうな状況だと感じます。どうでしょうか。

**廣畑**　それは違うと思いますよ。新見先生のいまの話だと「一旦停止」は守らなくても危なくないということでしょうが、大麻は危ない。

**新見**　すごく危ないですか。

**廣畑**　危ないと思います。日本では特定の成分を麻薬指定するのに動物実験を経て2年くらいかかります。そのような環境で麻薬に指定されたTHCを体内に摂取するわけですから、後々、身体や脳に異常をきたすのは当然のことですね。

　そして医師の先生にも患者が麻薬中毒であるときは、知事に届け出る義務があります。私もこの届出をもとに自宅で大麻栽培をしていた中毒患者の事案を手がけたことがあります。

**新見**　僕は診察室内で聞いた話は絶対に外にもらさないし、治療を優先しますよ。

**廣畑**　いまお話した患者も逮捕にいたったのはもちろん退院後です。

## 警察官と麻薬取締官の違い

**新見**　大麻は職務質問で見つかって捕まる人が多いといいますが、職務質問について、廣畑先生はどう考えてますか。

**廣畑**　麻取は職務質問権がないんですよ。

**新見**　ないんですか。

**廣畑**　職務質問は、警察官職務執行法で認められた権利なので。

**新見**　警察官だけですか。

**廣畑**　そうです。ただ、私たちはその代わりにいわゆる「おとり捜査」ができます。厚生労働大臣の許可を得て、法律に定められた「譲受け捜査権」のことです。

**新見**　おとり捜査では、売人に「売ってちょうだい」というんですか。

**廣畑** 私はそれを何十回もやりましたよ。麻取はアメリカがつくった組織で、そして厚生労働省管轄なので、警察とは異なる部分があるんです。組織がらみの密売人から薬物を買って、それが本物だったら初動捜査をはじめるのです。全国の客を調べあげて、最後は首謀者を捕まえて、最終的に麻薬特例法で地検に送ります。いまでもネット上には手がつけきれないほどの密売人がいます。

**新見** そうすると、警察はおとり捜査は基本できないのですね。

**廣畑** 法律には書いていません。麻取の場合は法律に規定されているんですね。

**新見** では、公には、警察官は職務質問ができ、麻取の方々はおとり捜査ができるのですね。この違いはわかりやすい。

**廣畑** 麻取でも職務質問というか、一般人として質問することはできます。ただ、拒否されたときにはなんの権限もないので、それで終わってしまうのですよね。

## 寝る間も惜しんで働く、麻薬取締官は全国で 300 人

**新見** 僕はいまの日本が、諸外国とは比べようもないほど違法薬物に対してクリーンなのは警察と麻取の方々のおかげだと思って、すごく感謝しています。でも公権力というのは、世間では悪くみられがちというか、敵視されがちな部分もありますよね。廣畑先生から、現役の麻取の方々に対するメッセージとか、世の中の人に伝えたい麻取の姿とか、ありませんか。

**廣畑** そうですね、麻取現役の人たちは本当に寝る時間も惜しんで、残業手当もほとんどないのにがんばっています。一般企業では働き方改革が盛んに行われているご時世ですから、麻取もまずは働く時間と手当の問題を、国になんとかしてもらいたいですね。税関と警察と一緒に仕事をすると、残業代が麻取の何倍もあるのですよ。同じ時間働いているのに部下がかわいそうでしたね。

**新見** そんなに忙しいということは、もっと麻薬取締官の人数を増やしたほうがいいのでしょうかね。

**廣畑** 人数は、全国で 150 人から 300 人に増えました。私たちの頃は 150 人

しかいなかったので、いまは倍です。ただ**人数が増えたら、扱う事件が倍になるだけ**で仕事量は一緒です。これが仮に人数が倍々になっていったら、事件が同じように増えていくだけです。過酷なブラック状態というのはかわりませんね。**麻取の場合は使命感だけでもってます。**

新見　では、もう捕まえられる事件の数が増えるだけという話ですね。でも、それだけ違反があるなら、捕まえる人をどんどん増やして、もっともっと捕まえてもいいという意見も成り立ちますよね。

廣畑　そこは、ほかの省庁とのバランスもあって、厚生労働省麻薬取締部だけ増やすというわけにもいかないというか。予算も追いついてきてくれませんしね。

新見　そういうものなんですね。僕は今後も日本にはクリーンな国であってもらいたいと思うので、法律に則ってがんばって仕事をしてくれている麻取の皆さんを応援していきますよ。

廣畑　ありがとうございます（笑）。

# 8 大麻は日本にも グリーンラッシュを もたらすの？

薬事医療・機能性表示食品
コンサルタント
持田騎一郎 ✕ 新見正則

私の考えは…

医療用

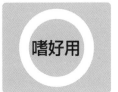
嗜好用

産業用

　医療用といっても実際のところ、中身が一般流通の食品 CBD とまったく同じなのに、医薬品に限定する理由がわからない。ビタミン C や EPA/DHA のように、保険適用される CBD ならよいと思います。

　大麻製品は、CBD オンリーでも THC 入りでも、国が専売制か許可制にする。さらに、大麻税を課す。反社会勢力への資金源としてのルートを断つには、これが 1 番よいと思われる。

　産業用は、布、繊維、燃料オイル、飼料などの使用も許可不要でよいと思います。

## 医療用大麻という定義を成分から考える

**新見**　今回は、「医薬品、医療機器等の品質、有効性及び安全性の確保等に関する法律」（以下、薬機法）や機能性表示食品にくわしい持田騎一郎先生にうかがっていきます。

　早速ですが、大麻の医療用、嗜好用、産業用利用について、先生の考え

をぜひ教えてください。まず医療用はどうでしょうか。

**持田**　医療用は、どういう定義をされているのでしょうか。

**新見**　処方箋で出す薬でいいと思います。モルヒネのように処方薬として大麻を使うのはどうだろうというのが僕のイメージです。

**持田**　そういう意味でいうと、CBD がメインだけれど THC つまりハイになる成分が入っていても OK だよ、というものが医療用の大麻になると、私は思います。だから、エピディオレックスのように **THC が入っていなくて CBD オンリーのものは、一般流通している CBD オイルなどと何も変わらないので、それをわざわざ医療用とする必要はないと思います。**

**新見**　なるほど。ただ 1 点確認したいのは、例えばエピディオレックスであれば子どものてんかんに使うと思います。子どもは、多くの自治体で保険医療であれば無料です。そこはほかのシステムで補えばいいという意味ですか。

**持田**　はい、そう考えています。

　　ただ、**CBD オンリーといっても、THC を完全に排除するのは現実問題として、難しい。**いま流通している CBD 製品はアイソレーションといって、大麻を遠心分離などいろいろして、なかには CBD98％、99％という高純度のものがあります。それを分析しても THC が微量に出てきます。

　　私は海外に依頼して分析していますが、いま分析精度がよくなってきているので、測れば測るほど THC は出てきてしまう。だから、どの辺を閾値にするかです。例えば、CBD がメインだが THC3％まではいいとか、高用量の THC は安全性が確認されれば少し入っていてもいいよとか、そういう形で医療用としていけるならいいと思います。

**新見**　THC が入っているほうが医療用として役立てられる可能性が高いということでしょうか。

**持田**　総合的にいろいろなものが入っていて、カンナビノイド由来のものが効くという考え方があります。そういう意味で、THC が少し入っているほうが効きがいいというのがいまのドクターたちの見解のようです。

　　CBD オンリーだと、例えば睡眠にはあまり効きません。炎症を抑えるという目的だと CBD は抜群に効きますが、睡眠の質を改善させるようなところでは CBD オンリーは、私がみている限りはあまり効きません。

**新見** そうすると、**THC は将来的に成分規制されるが、処方箋で出す分には問題ないということ**でいいですか。

**持田** 処方箋で出せたらいいけれど、**たぶん国としては認めないでしょうね**。なので、そういう意味で私は医療用大麻というカテゴリーはないと思います。嗜好用と同じなんですから。

**新見** 将来的にもですか。

**持田** はい。

## 嗜好用をどうするかは国の判断

**新見** では、嗜好用はどうでしょう。これも先生の定義でいいのですが、カナダやアメリカのいろいろな州で OK になっているような、ある程度の THC 濃度まで含むものを、僕は考えています。大麻をたのしもうよ、というイメージのものです。

**持田** それに対しては、私はいいも悪いもないです。というか、それは国の判断です。いわゆる THC を入れて嗜好用とか医療用で大麻を OK にしましょうというのは、**国がそこで税金をとりたいと思うかどうか**です。結局、カナダ、アメリカは国民のためではなく、税収が上がるからやっているわけですから。

　　ただ、日本のいまのトレンドとして、それはなかなか難しいと思うので、まずは大麻取締法が変わって、部位規制から成分規制になり、CBD 製品がなんとなくなんとなくジワジワとやって浸透した先に、国が、THC が入ったものも OK にしていきましょう、と割り切ってやるかどうかです。

**新見** 現状、日本でも CBD は OK で、通販などでも問題なく売っています。そこに実は THC が微量に入っているかもしれませんが、いまは入っていない体になっていますね。

**持田** はい。

**新見** 将来的には、**税収で国が潤うから THC を入れていこう、というのがありうる**ということですか。

**持田** そう、大麻を税収アップのチャンスと頭のいいトップが思いつくかどうかです。だから医療用大麻、嗜好用大麻で THC が入っているものはい

いか悪いかというと、私自身は基本的にはどちらでもないんです。そんなことをいい出したら、そもそも私はたばこ自体を禁止すべきだと思っているので。

## たばこの害も実はよくわからない

**新見** たばこの話が出ましたが、大麻はたばこやアルコールと比べてどうでしょうか。

**持田** よく「大麻のほうが、たばこやアルコールより安全」とはいわれています。ただお互いにポジショントークがありすぎて、私は率直にいってよくわからない。

**新見** 先生のように、いろいろな意見をいろいろな方から聞く立場にいらっしゃる方でもですか。

**持田** ええ。例えば、キューバに行くと90歳ぐらいのおじいちゃんが葉巻をばんばん吸っていて、お酒をばんばん飲んでいる。いまだに元気で再婚しましたというような人がいる世界で、何を基準にしてたばこが悪いというのかなというのもありますしね。

**新見** たしかに。

**持田** あと、学会で聞いて「なるほどね」と思ったのは、禁煙運動が進んだことにより、たばこを吸う人が確実に減った。気管支系など扁平上皮がんはたしかに減ったけれど、肺の中の腺がんはどんどん増えている。結局「肺がんイコールたばこのせい」という図式がもう成り立っていない。これは一体なんなのだという話です。どうもたばこではなく、PM2.5などの見えない大気汚染が影響しているのではないかという話になってきています。WHOが大気中のPM2.5に発がん性があることを認定したのは2013年です。たばこですら本当に悪いのかどうかは、よくわからない。

**新見** これだけ長い期間の実績がある**たばこでもわからないならば、大麻はもっと、いいか悪いかわからない**という意味ですね。

**持田** はい。

**新見** 多くの方に聞いても、大麻は非現実的な量を摂らないかぎり、致死量もないという話ですし、身体依存もないという話なので、なんかフワッと

ですがそんなに悪くない印象が、僕にはあります。

**持田** 大麻の CBD に関しては、そういう感じです。

## 大麻食品で効果をうたうには

**新見** では、産業用はどうですか。布製品や工業製品に使うイメージです。

**持田** もちろん布製品は全然 OK ですし、むしろ麻の実を使って、植物オイルをどんどんつくるのがいいと思っています。

**新見** 持田先生のこれまでの話だと、これも国の規制や判断に沿って進めばいいということですよね。

ところで、最近世界において、大麻はグリーンラッシュだといいます。実際、大麻や CBD 産業はお金になるのでしょうか。

**持田** アメリカ、カナダの例をみているとそうなっていますし、日本でもまだアーリーアダプターですが、ちょっとしたムーブメントとして盛り上がってきてはいます。CBD と書いてあれば、売れる感じです。

**新見** CBD はいまネットでもたくさんいろんな商品がでてきます。ただ、「何々に効く」というような広告はできないということでしょうか。

**持田** そうです。食品扱いですから、それは普通のいわゆる健康食品と同じで、「健康」「元気」「スッキリ」「栄養補給」の４ワードしか基本的に使えない。そういう意味では普通の健康食品です。

ただ、CBD 入り化粧品が人気です。化粧品の CBD はブランドイメージが上がるので、流行キーワードというのでしょうか、CBD と書いてあるとよく売れるような傾向はちょいちょい出てきています。

**新見** 食品としてなにか CBD の効果を伝えたいときには、機能性表示食品にすればいいですか。

**持田** 機能性表示食品にしないと効能効果はうたえません。

**新見** 大麻なり CBD には今後、機能性食品としての可能性は期待できそうでしょうか。

**持田** そもそも CBD 自体、いろいろなものに効くことは明らかで、**CBD に機能性はあるわけです**。それを機能性表示食品にしましょうというのは、至極、道理にかなった考え方です。しかし、**機能性表示食品にしようとす**

るとさまざまな制約条件があり、まだまだ山は高いなという感じです。

**新見**　簡単にいかないけれど、でも機能性表示食品にしたほうが売れるということですね。わかりやすいし。

**持田**　もちろんです。

## 大麻が機能性表示食品になるために越えなければならない山

**新見**　障害となる山は高いということですが、具体的にはどういう状況ですか。

**持田**　何より大きい障害は、まず**国内に CBD、THC を分析する公的な機関がありません**。これを乗り越えるのは相当大変だと思います

**新見**　いま、ないのですか。

**持田**　はい。ちなみに、一般財団法人日本食品分析センターというのがあって、機能性表示食品にする場合はなるべくここで分析してください、というのがルールになっています。しかしこの日本食品分析センターは大麻製品の分析はしません。なぜなら、大麻取締法があるからできない、ということになっています。

　　仮に分析しますとなったとしても CBD の標準品や THC の標準品はものすごく高価だし、THC はそもそも手に入れてはいけないので分析できない。

**新見**　そうか。THC を含有しているものを所持してはいけないから、比較のしようがないのですね。

**持田**　仮に THC のピークが出でも、それが THC かどうかは標準品を持ってこないとわからない。こうした分析がきちんとできないことが、まず日本の最大の問題点です。

　　次に問題は、ヒトの臨床試験をやった論文が必要ということです。プラセボと対照にしたヒト試験で、例えば、CBD が入った CBD オイルとCBD が入っていないただの MCT オイルを、プラセボ対照で比較した試験がないと駄目なんです。さらにこの被験者が機能性表示食品のルールにおいて境界域の人、つまり軽症者でないと駄目というルールです。

　　例えば「血圧が下がる」という機能をうたう場合、140 未満、130 〜

JCOPY 88002-928

139 までの正常高値域の人たちだけを集め、その人たちがプラセボと比較して有為に低下しましたというような結果が必要になってきます。ここで、140 を超えている人がいると、これはⅠ度高血圧の人だから駄目です、ということになってしまう。ものすごく狭い帯域で勝負しないといけない。海外ではそんな試験はありません。

**新見** 日本は特殊ですか。

**持田** そう。だから、私たちも臨床試験をやり、査読付き論文を出しますが、そこで海外の学者から結構訊かれるのは、中途半端な健常者だけで試験をやっていて、なんの意味があるのですか、と。

**新見** しかし、日本のルールだからしょうがない。

**持田** よく、高血圧の人の血圧を下げるほうがいいのではないかといわれるけれど、それでは機能性表示食品としては認められない。少しだけ血圧が高い人たちをやらなければいけない。これはどの機能をうたいたいときも同じです。

**新見** CBD もすべて同じようにやる必要があるのですね。

**持田** そうです。そういう試験がまだないし、できる見込みも低い状況です。

## CBD 化粧品ビジネスの裏

**新見** 民間の団体では THC を測っているところがあると聞きました。それはどうしてるんですか。

**持田** ある民間団体は、頼まれて測るのではなく、市場に出回っている CBD の食品、CBD の化粧品を勝手に買い上げ、海外に出して勝手に分析して「CBD は入っていませんでした」「THC が入っていました」とホームページにさらすという、圧力団体のようになっています。

**新見** そういうやり方は世の中にとって、あまりよくないものなんですか。

**持田** よろしくないです。要は「わが団体に加盟しないと CBD 製品を売らせてあげないよ」というようなビジネスの仕方なので、それが業界的にはかなり問題になっています。

　実際問題、CBD が入っていますといいながら、CBD がまったく入っていない化粧品や、シャンプーなどがあります。だって、どっちみち日本で

は測定できず、海外でしか測定できないし、そんなことを普通の人はやらないのでわからない。「CBDが入っています」というと消費者はそのまま真に受けるけれど、実は入っていませんでした、ということがある。逆に、「THCは入っていません」といいながらTHCが入っていることも、ままある。

　私自身も、大麻のアイソレーションからできたCBDのより純度の高いものとか、合成のものとかを海外に出していろいろと調べます。合成の場合は、もともとTHCは入っていないのでピュアですが、アイソレーションの場合は微量のTHCや、ほかのカンナビノイド類が出てしまう。すごく微量ですが、いま検査精度がどんどん上がってきているのですぐTHCのピークが出てしまう。

**新見**　そうすると、どこを下限にするかということですね。上限というか、閾値をどうするかという話ですものね。

## これからCBDビジネスをはじめるなら

**新見**　これからCBDや大麻でビジネスをはじめて、お金儲けをしたいときはどうすればいいですか。グリーンラッシュと世界ではいわれているけれど、日本ではうまくできないからやめておいたほうがいいよ、という感じですか。

**持田**　CBD製品での食品でも化粧品でも、何に効くかは薬機法で定められた範囲内のことしか表示できませんが、**ビジネスをするなら、製品や素材を盲目的に信用しないで必ず分析する**ということです。まず原料のCBDを買ったら、それをまずは信頼できるところで、CBD、THCの検査をする。最終製品にしたら、最終製品でもきちんとCBD、THCの量を分析する。その**分析した結果を公表することは、薬機法上でも問題になりません**。

**新見**　消費者に流通させる前に製品をしっかり検査しなさいということですね。ただその分析は、いまは海外に頼むしかないんですよね。日本にないから。

**持田**　はい。ちなみに私が代表を務めているRCTジャパンはCBD、THCの分析代行を受けているので、自社製品を分析したいときは相談してくだ

されば、2 〜 3 週間でできます。

　CBD 食品を扱う方は、その食品のなかにどれぐらい CBD が入っているか、しつこいですがきちんと分析して、それを公表したほうがいいと思います。そして、原料メーカーも、消費者の方もそうですが、CBD が入っているというものを頭から信用しないほうがいい。実は入っていないのがごまんとある。それに対してすごく高いお金を払うことになってしまうのはよろしくない。売る立場の人はきちんと測りましょう。そして、消費者もきちんと分析しているところの商品を買ったほうがいいと思います。

## CBD ビジネスは国がしっかり管理すべき

**新見**　大麻がゲートウェイドラッグになり、反社会勢力にお金が落ちるのではないか、という意見もあります。CBD ビジネスや大麻ビジネスでは、反社の人たちとの距離感はどうですか。

**持田**　現状、残念ながらあやしいところはあります。だから、大麻由来の製品は国がもっとコントロールすべきだと思います。たばこよりもパワフルに国が管理する。登録制にするのもいいですし、私自身は大麻税をとるのがいいと思っています。**大麻製品に対して大麻税をかけ、そして国がその商品をどんどん抜き打ち検査していくぐらいの管理制度にしたほうがいい**と思います。

　いま、CBD のマーケットははっきりいって闇市状態です。先ほどもいったように CBD が入っていない製品もあったり、THC が入っている製品もあったりでめちゃくちゃなのです。国が管理する制度にして、きちんと税金もとるようにしたら国家も潤うし、消費者も安定した商品を得られると思う。そうすべきだと思います。

**新見**　せっかくのグリーンラッシュなのだから、**国がしっかり管理して、税収も上げ、そして消費者にもしっかりしたものを提供したほうがいい**という意味ですね。

**持田**　そう。そういうことを厚生労働省の役人さんたちはまったく考えない。

**新見**　どうすればいいですか。

**持田** 増税大好きな財務省がきちんとやるぞといえばいいし、あとは総理大臣こそきちんとやればいい。大麻取締法をきちんと改正して、大麻からきちんと税収を上げる方向にしたほうが日本も潤うし、みんなよろこぶと思う。結構過激な意見ですが、それぐらいしていかないと駄目です。厚労省に任せても、そんな発想は出ない。

**新見** 先ほどおっしゃったようなあやしい機関や団体ができて、みかじめ料を払わないとビジネスができないような状況になるほうがよほど困りますね。

**持田** そうです。

**新見** ならば国として認めてあげたほうがいいと。

**持田** 極端な話、昔のたばこや塩のように専売制度にしたほうがいいくらいです。

## CBD の効果は体感しやすい

**新見** すごいですね。これから CBD はとにかく売れそうですね。

**持田** ええ。CBD が入っていると書いてあれば売れるし、使えば効くとみんながわかる。CBD はさすがに体感値が高いので。

**新見** 実際にきちんと入っていれば、間違いなく体感できると。

**持田** はい。炎症が起きているところに塗ると、効果が見事にわかります。まず、化粧品から使ってみることを、私はおすすめしています。

　ただ、CBD の難しいところとして、ある一定量を超えると効かなくなってしまうという不思議な現象——ベルカーブ効果といいます——が起きます。そこにほかのカンナビノイド類が入っていると CBD が高用量になっていても効きがよくなっていくようなことがあるらしい、ともいわれていますが、それも動物実験レベルの話なのでヒトに関してはハテナです。だから、CBD はたくさん入れればいいというものでもないらしいです。

**新見** 安全に使うには、少量から順次使っていけばいいということですね。

**持田** そうです。CBD がなかなか効かない患者さんに逆に減らしたら効いたという報告（岩本麻奈：日本ヘンプ協会第 2 回学術講演会, 2023/4/25）を聞いて、なるほどと思いました。

新見　CBD はこれからいろいろな形で、ますます役立てられていきそうですね。

持田　はい。それを国主導でどんどんやっていくのがいいと思います。

# あとがき

　僕は 1959 年生まれです。1948 年の大麻取締法制定から約 10 年後に生まれ、1990 年代には「ダメ。ゼッタイ。」の標語が出てきて、その価値観のもとで生きてきました。そして、そこになんの疑問も感じませんでした。

　医学部を卒業して外科医となり、オックスフォード大学大学院で移植免疫学を勉強して免疫学者になり、帰国後は漢方に興味をもって、いつのまにか漢方医になりました。大学在職時は外科学、移植免疫学、東洋医学の 3 領域で大学院博士課程の指導教授として多数の大学院生を指導し、自分でもたくさんの研究を行いました。いまは外科医×免疫学者×漢方医というレアな存在で実臨床に携わりながら、情報発信を行っています。

　漢方においては、過去の呪縛に囚われない漢方薬の処方方法をモダン・カンポウと称して啓発してきました。書籍も数十冊上梓しました。漢方は処方の根拠を過去に求めることが常ですが、過去だけをみていては治せない病気があることは、がんと梅毒と脚気の歴史からも明らかです。

　華岡青洲は江戸時代の名医でしたが、漢方では乳がんが治せず、1804 年にチョウセンアサガオを含む数種類の漢方薬で全身麻酔を行い、乳がんの摘出術を施行しました。漢方薬でがんが治せればがんの摘出術は不要です。また、杉田玄白は患者の 7 割以上が梅毒であったと語っています。梅毒は世界初の抗生物質であるペニシリンが 1928 年に発見されて、現在に至るまで特効薬です。そして脚気は明治時代以降もたくさんの命を奪いました。日露戦争では戦闘よりも脚気で亡くなった兵士が多かったといわれています。しかしこの脚気は、玄米で治療が可能でした。漢方薬の成分である生薬とは自然界にあるものです。ですから脚気の治療が可能な玄米も生薬です。江戸時代も過去の呪縛に囚われていたばかりに、目の前の玄米を脚気の治療に役立てるという発想の転換ができなかったのです。

　僕は漢方の専門家として大麻に興味をもちました。自然界に存在する大麻は生薬の 1 つです。大麻の生薬としての可能性と副作用とを知りたくて、勉強をしようと思い立ちました。しかし本当のことがなかなかわかりませんでした。大麻を真正面から語った医学書がなかったからです。

JCOPY 88002-928

大麻の実際をいろいろな専門家から直接聞きたい思いが募って、今回の対談集の企画に至りました。10 人の専門家から率直な意見をうかがい、2 人の専門家からコラムをいただきました。読者の皆さんも僕と専門家たちとの対談から、自分なりの考えや結論を導けたことと思います。

　僕はこの 65 年間、大麻も「ダメ。ゼッタイ。」と思って生きてきました。そんな呪縛が自分自身にあったのです。ところが大麻について調べれば調べるほど、僕が知らない事実が湧き出してきました。

　アルコールやたばことは違って大麻の致死量は基本的にありません。また、大麻に身体依存はなく、大麻取締法違反で拘置所に収監された被疑者は禁断症状を呈しません。そして大麻には CBD と THC という主成分があり、それぞれに薬効があることもわかりました。ただし未成年が大麻を服用するのは安全とはいえず、成人も大麻を長期的に服用したとき、何かが起こる可能性は否定できません。メリットとデメリットがあるようです。

　2023 年に大麻取締法が改正され、大麻は部位別規制から成分別規制に変わりました。世界ではグリーンラッシュと称して大麻産業が活発化しています。いろいろな視点から過去の呪縛に囚われずに、大麻との接し方を国民レベルで語る必要があります。少なくとも医療従事者は大麻の新事実は必ず知っておくべきです。

　僕は大麻の解禁には実は賛成でも反対でもありません。どちらかといえば反対です。僕はたばこの煙が嫌いだからです。大麻の煙も独特のにおいがするそうです。そして、僕が大麻に頼る必要もなく、また僕の患者さんにも現在のところは大麻を必要とする人がいないからです。だからといって、大麻反対を貫き通す思いもありません。対談を経ての僕の考えです。

　本当にすばらしい 1 冊になりました。今回の対談でお世話になった方々、監修の松本俊彦先生、そして新興医学出版社の田代幸子さん、いつもお世話になっている林峰子社長に深謝申し上げます。

2024 年 2 月 24 日　65 歳の誕生日に

新見正則

【監修】

**松本 俊彦** Toshihiko Matsumoto, MD, PhD

**国立精神・神経医療研究センター 精神保健研究所薬物依存研究部 部長（精神医学）**

　1993年佐賀医科大学卒業。神奈川県立精神医療センター、横浜市立大学医学部附属病院精神科などを経て、2015年より現職。2017年より国立精神・神経医療研究センター病院 薬物依存症センター センター長を兼務。

　著書に「自傷行為の理解と援助」（日本評論社, 2009）、「アルコールとうつ・自殺」（岩波書店, 2014）、「自分を傷つけずにはいられない」（講談社, 2015）、「もしも「死にたい」と言われたら」（中外医学社, 2015）、「薬物依存症」（筑摩書房, 2018）、「誰がために医師はいる」（みすず書房, 2021）「世界一やさしい依存症入門」（河出書房新社, 2021）ほか多数。

【ファシリテーター】

**新見 正則** Masanori Niimi, MD, DPhil, FACS

**オックスフォード大学 医学博士、新見正則医院 院長**

　1985年慶應義塾大学医学部卒業。1993年より英国オックスフォード大学医学部博士課程留学、移植免疫学で Doctor of Philosophy（Dphil）取得。1998年より帝京大学に勤務。2013年イグノーベル医学賞。専門は消化器外科、血管外科、移植免疫学、日本東洋医学会指導医・専門医。労働衛生コンサルタント、日本スポーツ協会認定公認スポーツドクター。セカンドオピニオンのパイオニアとしてテレビ出演多数。漢方医学は松田邦夫先生に師事。漢方.jp主宰。

　「フローチャート漢方薬治療」（新興医学出版社, 2011）ほか、西洋医が明日から漢方薬を処方できるモダン・カンポウシリーズは50冊を超え、続刊も好評刊行中。趣味はトライアスロン、中国語。愛犬はビションフリーゼ。

© 2024　　　　　　　　　　　　　　　　　第1版発行　2024年5月30日

# 大麻の新常識
（定価はカバーに表示してあります）

大麻では死なない、
大麻に身体依存はない、でも……

|  |  |
|---|---|
| 監修 | 松本　俊彦 |
| ファシリテーター | 新見　正則 |

検印省略

| 発行者 | 林　　峰子 |
|---|---|
| 発行所 | 株式会社 新興医学出版社 |

〒113-0033　東京都文京区本郷6丁目26番8号
電話　03（3816）2853　　FAX　03（3816）2895

印刷　株式会社 藤美社　　　ISBN978-4-88002-928-3　　　郵便振替　00120-8-191625